Zeit der Vergesslichkeit

Praktische Hilfen für den Alltag in der

Begleitung vom Menschen mit Demenz

Über die Autorin:

Birgit Mai ist examinierte Altenpflegerin und Mentorin Demenz (Pilotprojekt Rheinland Pfalz). Sie ist tätig als freiberufliche Dozentin in der Fortbildung für Mitarbeiter der Pflege und Betreuung. Sie erfüllte sich einen Traum mit ihrer "Demenzwerkstatt" in Gödenroth. Mit Herz und Verstand begleitet sie dort Angehörige von Menschen mit Demenz auf ihrem schweren Weg.

Birgit Mai

Zeit der Vergesslichkeit

Praktische Hilfen für den Alltag in der

Begleitung vom Menschen mit Demenz

Impressum:

ISBN-13: 978-1499710366
ISBN-10: 1499710364

Autor: Birgit Mai

Titel: Zeit der Vergesslichkeit - Praktische Hilfen für den Alltag in der Begleitung vom Menschen mit Demenz

Verlag: Birgit Mai, Hauptstrasse 8, 56290 Gödenroth

Printed in Germany by Amazon Distribution GmbH, Leipzig

Fassung und 1. gedruckte Auflage   06/2014

Umschlaggestaltung, Foto und Satz: Fotografin und Autorin Carolin Müller, www.roseart-fotografie.de

Das Coverfoto zeigt den Dalberger Hof, Gau- Heppenheimer Strasse 24, 55234 Eppelsheim (mit freundlicher Erlaubnis von Stefan Seidel)

Text auf Coverbild: Skulptur Demenz vor dem AWO Seniorenzentrum Am Rosengarten Göttelmannstrasse 45 55131 Mainz von Anne Hein, freie Künstlerin und Glasmeisterin aus Mehring an der Mosel

Gewidmet allen Angehörigen, die ich bisher auf ihrem schweren Weg begleiten durfte. Sie haben einen großen Anteil am Entstehen dieses Buches.

DANKE!

Inhaltsverzeichnis

Vorwort:

Die Diagnose Demenz setzt Betroffene und Angehörige oft in Angst und Schrecken. Das Unbekannte und vieles, was man bisher hörte, verunsichert und versetzt in Hilflosigkeit.

Menschen mit Vergesslichkeit brauchen Lotsen und Anker, um ihre letzte Lebensphase entspannt durchleben zu können. Vor allem aber brauchen sie Verständnis und Menschen, die ihnen mit Mitgefühl begegnen.

Dieses Buch ist alltagspraktische Navigation für Menschen, die Lotse im Alltag für Menschen mit Vergesslichkeit sein möchten und praktischer Begleiter nicht nur für Angehörige von Menschen mit Demenz, sondern für die Dementen der Zukunft – für uns!

Der Beginn

Wiedermal gab`s Krach mit meinen Eltern. Vater ist so rechthaberisch, dabei weiß ich ganz genau, dass er nicht richtig liegt. Mal wieder hat er mir demonstriert, dass ich seine kleine dumme Tochter bin. Aber so war das schon immer. Manchmal denke ich, dass es in der letzten Zeit schlimmer geworden ist. Mehr noch als früher hängt er in seinen Kriegserlebnissen fest oder an Erlebnissen, die sehr weit zurückliegen. Er erzählt mir von einem Meier, dem Sohn vom Kolonialwarenhändler von nebenan, als ob ich mit dem im Sandkasten gespielt habe. Er erzählt davon, als müsste ich seine Erlebnisse miterlebt haben, dabei war ich zu dieser Zeit noch gar nicht geboren. Ganz erstaunt schaute er mich an, als ich ihn genervt fragte, was er glaubt, wie alt ich bin? Und schon war wieder Streit. Mutter *versucht dann zu vermitteln und ist dann auch noch die Böse. Und das alles wegen mir, so war ich schon immer – vor allem undankbar – hat Vater zu mir gesagt. Dann bin ich gegangen.*

Undankbar! Vor allem undankbar! Und wer kümmert sich um alles? Wer fährt die beiden zum Einkaufen? Wer putzt die Fenster, wäscht die Gardinen und kümmert sich um die Arzttermine? Wer setzt die Tabletten in Dosetten und erinnert an die Einnahme, weil die Beiden alles durcheinanderbringen und die Dinger einwerfen wie es ihnen in den Sinn kommt, oder auch nicht? Undankbar, fragt sich nur, wer hier undankbar ist.

Ich mag gar nicht mehr hingehen. Mir selbst immer wieder zu sagen, dass meine Eltern alt geworden sind, tröstet mich nicht wirklich. Ich springe immer noch auf bestimmte Reize an, auch wenn ich mir fest vornehme, mich nicht provozieren zu lassen. Ich wünschte, es wären weitere Kinder da, dann könnte ich ein Stück Verantwortung abgeben. So aber kann ich die beiden Alten nicht im Stich lassen vor allem „Wo sie sich ja nie etwas gegönnt haben, weil ich es mal besser haben sollte als sie" Wie ich diese Worte hasse, unzählige Male habe ich sie schon gehört. Hat mich mal jemand gefragt, ob ich das so wollte?

Mancher wird sich in dieser Episode wiederfinden. Nichts Außergewöhnliches, alte Leute halt. Diese werden manchmal wunderlich. Und überhaupt waren sie schon immer so.

Mein Vater ist schon vor Jahren gestorben. Ich hatte das Gefühl, dass meine Mutter nach ihrem ersten Schock darüber wieder auflebt. Sie wurde aktiv wie nie zuvor und war viel unterwegs. Sie traf sich mit alten Freundinnen, ging mit diesen zum Kegeln oder auch zum

Seniorentanz. In der letzten Zeit jedoch igelt sie sich wieder ein. Sie geht kaum mehr vor die Tür, sie lässt sich einfach hängen. Spreche ich sie darauf an, wird sie grantig. Sie lasse sich von mir Göre nicht bevormunden, sagt sie, und alle Erklärungen, es gut mit ihr zu meinen, werden ignoriert. Sie sitzt wortlos in ihrem Sessel und behandelt mich wie Luft. Manchmal komme ich zu ihr und sie scheint nicht anwesend zu sein. Sie ist fahrig und ich habe den Eindruck, sie fängt jeden Moment an zu weinen. Dann rafft sie sich wieder auf und verfällt in ihren bestimmenden Ton und dirigiert mich durch die Wohnung.

Letztens hat sie mich aus der Wohnung geworfen. Es hätte nicht viel gefehlt und sie hätte die Polizei gerufen. Als ich kam, musste ich klingeln. Ich hatte den Schlüssel vergessen. Sie öffnete die Tür, und ich schimpfte mit ihr, denn wir hatten vereinbart, dass sie die Tür nie ohne eingehangene Kette öffnet. Es gibt ja so einige Menschen, die die alten Leute zu *betrügen versuchen.* Vor allem die Zeitungswerber und Versicherungsvertreter. Hat meine Mutter doch eine ganze Garnitur Illustrierte abonniert. Dabei interessieren sie diese Dinger gar nicht. Der junge Mann sei so nett gewesen, sagte meine Mutter. Auf meine Rüge hin wurde sie böse. Sie sei alt genug und ich solle sie nicht wie ein Kleinkind behandeln. Sie könne selbst auf sich aufpassen und überhaupt hätte ich mit mir genug zu tun und solle vor meiner eigenen Türe kehren und vor allem ihre Wohnung verlassen, sonst würde sie die Polizei rufen. Toll! Dass sie schon den vierten Tag den gleichen Pullover an hat und der auch noch verkleckert ist, habe ich mich dann nicht mehr gewagt zu sagen und bin frustriert nach Hause gefahren. Es wird immer schlimmer, wir streiten uns nur noch.

Das macht mich traurig, denn es war nicht immer so.

Wann spricht man von einer Demenz?

Jeder Mensch hat Phasen, in welchen er Dinge mehr oder weniger oft vergisst. Im Urlaub fragt man sich öfter was für ein Tag ist. Die Schlüsselsuche ist ein sehr bekanntes Phänomen, ebenso der Einkaufszettel, der dann doch zu Hause liegen gelassen wird. Das ist Vergesslichkeit oder auch Zerstreutheit. Erst wenn die „Zerstreutheit" solch große Ausmaße annimmt, dass der ganz normale Alltag nicht mehr bewältigt werden kann, könnte dies ein Hinweis auf eine Demenzerkrankung sein.

Abklärung sollte auf jeden Fall durch einen Facharzt erfolgen.

Demenzformen

Lewy Body Demenz

Diese Demenzform wird oft nicht oder erst sehr spät erkannt. Sie entsteht durch die Bildung von Lewy Körperchen an verschiedenen Stellen des Gehirns.

Die Symptome sind abhängig davon, welche Hirnareale betroffen sind. Dennoch gibt es typische Anzeichen. Eines davon ist, dass die Betroffenen auffällige Bewusstseinsschwankungen haben, das heißt, völlig klar zu sein und plötzlich völlig verwirrt erscheinen. Das Kurzzeitgedächtnis ist im Anfangsstadium noch recht intakt, dennoch gibt es Defizite in der Durchführung alltäglicher Tätigkeiten. Das Denken ist verlangsamt und Bewegungsabläufe wirken unkoordiniert. (z.B. Herumfuchteln mit den Armen, staksiger schlurfender Gang).

Halluzinationen und Wahn kommen bei dieser Demenzform recht häufig vor und damit verbunden auch Ängste und Angstreaktionen. Möglicherweise entsteht der Wahn auch durch die Ängste. Die Angstreaktionen sind abhängig von der Mentalität des Betroffenen. Entweder er zieht sich zunehmend zurück und bekommt vielleicht depressive Verstimmungen oder gar Depressionen oder er entwickelt vermehrt Abwehrreaktionen. Es ist wichtig zu wissen, dass Menschen mit einer Lewy Body Demenz hypersensibel auf Neuroleptika reagieren. Das heißt sie reagieren auf Gabe dieser Medikamente, zur Beruhigung, möglicherweise mit Schweißausbrüchen, Herzrasen, vermehrtem Speichelfluss, sehen blass aus und wirken geistig völlig abwesend.

Frau F. ist eine sehr resolut wirkende alte Dame. Sie wehrt sich energisch gegen alle Pflegehandlungen, weil sie den Sinn dieser nicht mehr verstehen kann. Manchmal schaut sie wie gebannt in eine Ecke des Zimmers, zeigt mit den Fingern dahin, sagt „Da" und wirkt verängstigt. Was sie da sieht, kann sie nicht mehr mitteilen. In solchen Momenten lässt sie niemanden an sich heran und wehrt sich in Form von Schlagen, Kratzen, Beißen, Kneifen und Spucken gegen jede Form körperlicher Annäherung. Wenige Minuten später, kann die Situation eine ganz andere sein und man findet eine freundliche ältere Dame vor, die sich sichtbar freut, dass jemand kommt und ihr Gesellschaft leistet. Man braucht viel Geduld und muss sensibel genug sein, um einen guten Moment für die Grundpflege zu erwischen – was aber nicht heißt, dass Mitten in einer gut ablaufenden Grundpflege die Situation nicht wieder ins Gegenteil kippen kann und man als Pflegeperson Prügel bezieht. Frau F. hat sehr klare Momente. In diesen ist sie zugänglich, unglaublich liebenswert, sucht Zuwendung und zeigt sich sehr dankbar für Unterstützung. Man kann bei ihr auf die Idee kommen, dass sie *schauspielert, um auf sich aufmerksam zu machen. Dem ist jedoch nicht so.*

Es sind typische Zeichen der Levy Body Demenz.

Demenz vom Alzheimer Typ

Diese Demenzform wird als die am häufigsten auftretende Demenzform beschrieben. Sie findet Zuordnung unter der primären Demenz, weil das Gehirn primär, also insgesamt betroffen ist. Die Ursache für die Erkrankung sind Plaqueablagerungen zwischen den Gehirnzellen, die diese Zellen in ihrer Funktion einschränken und entzündliche Prozesse auslösen, die im weiteren Verlauf zum Zelltod führen können. Des Weiteren gibt es eine Regulationsstörung bei den Botenstoffen, was Leistungseinschränkungen der Hirnzellen zur Folge hat.

Das ist nur eine ganz grobe und sehr vereinfachte Darstellung der Vorgänge im Gehirn, die bei der Alzheimer Demenz stattfinden.

Die Demenz vom Alzheimer Typ ist gekennzeichnet dadurch, dass der Erkrankte sich in inhaltlich kreisenden Gedanken verirrt. Man hat das Gefühl die Betroffenen verbeißen sich förmlich in bestimmte Ideen und sind davon nicht wegzubringen. Versuche, ihnen diese Ideen auszureden, haben zur Folge, dass daran noch mehr festgehalten und auf dessen Tatsache gepocht wird. Selten gelingt es, davon abzulenken oder gar diese Ideen auszureden. Dem Erkrankten recht geben, ist die einzige Möglichkeit, Entspannung in die Situation zu bringen. Man hat auch die Möglichkeit zu sagen: „ Ich weiß das nicht so genau" oder „Das kann gut möglich sein", damit lässt man sich das Hintertürchen für einen Rückzug offen.

Ansonsten eskalieren derartige Situationen oft in Streit.

Frau S. lebt in einem Seniorenheim und seit einiger Zeit behauptet sie, die Mitarbeiter würden ihr mittags nichts zu essen geben. Sie würde einfach vergessen. In diese Idee hat sie sich massiv hineingesteigert und beschwerte sich bei ihren Angehörigen, Besuchern und anderen Bewohnern über diese unmögliche Situation. Natürlich wurde sie nicht vergessen, sie hatte nur vergessen, dass sie ihre Mittagsmahlzeit bereits eingenommen hat. Die Mitarbeiter versuchten ihr dies zu erklären, traten Beweise an, indem sie den Tischplatz der Bewohnerin nicht abräumten, ein Namensschild auf den leeren Teller stellten, kurz nach der Mahlzeit an das eingenommene Gericht erinnerten und gaben sich alle Mühe Beweise für Frau S. zu sammeln. Nichts half. Frau S. ruhte nach dem Mittagessen in ihrem Bett und wenn sie gegen 14 Uhr wach wurde, klingelte sie und beschwerte sich, kein Mittagessen erhalten zu haben. Die Mitarbeiter boten ihr Joghurt oder Obst an, damit jedoch, war Frau S. nicht zufrieden. Es war ihr kein annehmbarer Ersatz für das vermeintlich ausgefallene Mittagessen. Erst als die Mitarbeiter ihre Strategie umstellten, sich bei Frau S. entschuldigten und ihr eine Suppe, Obst als Nachtisch und eine Scheibe Brot anboten, war Frau S. zufrieden. Nach einigen Tagen mit dieser Strategie, war das Problem verschwunden und „das vergessene Mittagessen" aus dem Kopf von Frau S.

Frontotemporale Demenz

Die Frontotemporale Demenz wird den primären Demenzformen zugeordnet. Dennoch ist das Gehirn, nicht primär betroffen, sondern vorwiegend das Frontalhirn. Das begründet warum diese Form der Demenz, wenn überhaupt, erst sehr spät diagnostiziert wird. Oft bleibt sie Jahre lang unerkannt. Die Betroffenen zeigen erst im weit fortgeschrittenen Stadium demenztypische Symptome, wie Einschränkungen oder gar Verlust des Kurzzeitgedächtnisses, Orientierungsstörungen, Einschränkungen in alltäglichen Handlungsabläufen.

Im Frontalhirn sind all unsere im Laufe des Lebens erworbenen Erfahrungen, Werte, soziale Normen abgespeichert. Auf diese kann der an der frontotemporalen Demenz erkrankte Mensch nicht mehr oder nur noch begrenzt zugreifen.

Der Mensch verändert sich in seiner Persönlichkeit. Angehörige merken dies häufig zuerst, können die Wesensveränderungen jedoch nicht einordnen. Der Demenztest (Minimental Status Test) zeigt im Anfangsstadium nur minimale Veränderungen, die jedoch oft dem höheren Alter zugeschrieben werden und keine typischen Hinweise auf eine Demenz offenbaren. Typisch für diese Demenzform sind stereotype Verhaltensweisen des Erkrankten.

Herr S. z.B. sagt im Haus sei alles „schmutzig" – er ist den ganzen Tag damit beschäftigt über Flächen zu wischen und sich über den Schmutz im Haus aufzuregen. Er demontiert täglich Teile der Küchenmöbel, um sie dann in der Spüle zu reinigen. Auch der Siphon der Spüle wird oft auseinandergenommen und gereinigt. Dabei bekommt er jedoch nicht immer hin, diesen wieder korrekt anzuschließen und die Ehefrau bekam des Öfteren schon nasse Füße. Er kann seine Genütserregungen nicht mehr steuern und reagiert mitunter unangemessen heftig. Sein Denken ist verlangsamt und er zeigt wenig Empathie. Es ist ihm nicht mehr möglich sich gedanklich in das Gefühlsleben des Gegenübers einzufühlen. Herr S. zeigt keinerlei Krankheitseinsicht, hält sich für völlig gesund

und verleugnet Defizite. Dennoch gibt es Momente, in welchen er spürt, dass mit ihm etwas nicht stimmt. Manchmal weint er und bittet seine Frau um Verzeihung.

Auch Frau B. hat sich verändert. Sie zeigt wenig Interesse an ihrer Umwelt. Sie vernachlässigt ihren Haushalt und tut nichts ohne Aufforderung. Wenn sie von ihrem Ehemann gebeten wird zu kochen, dann tut sie dies lustlos und notgedrungen. Dabei zeigt sie in diesen Handlungen keinerlei Defizite, sie setzt sich jedoch mit einem Stuhl vor den Herd, was sie vorher nie getan hat. Auch hat sie sich in ihrer Persönlichkeit verändert. Während sie früher sehr auf ihre äußere Erscheinung geachtet hat, scheint diese ihr heute völlig gleich zu sein. Besonders ihre Eßkultur hat nachgelassen. Frau B. stopft alles in sich hinein und das Essen fällt ihr teilweise aus dem Mund. Der Ehemann hat das Gefühl, sie mache das um ihn zu ärgern, da sie trotz Bitten und

Hinweisen auf ihr, für den Ehemann unakzeptables Essverhalten, wenig Verhaltensänderungen zeigt.

Sie merkt nicht, dass sie Fehlreaktionen zeigt.

Der Tadel des Ehemannes lässt sie sich vermehrt zurückziehen. Sie meidet Situationen, in welchen sie scheitern, oder sich dem Tadel des Ehemannes aussetzen könnte. Auch zeigt sie nicht die typischen Demenzsymptome. Die Widersprüchlichkeit ihrer Handlungen und die ebenfalls auffällige Wesensveränderung könnten Hinweis auf eine Frontotemporale Demenz sein, möglicherweise gekoppelt an depressive Verstimmungen oder einer Depression.

Dies abzuklären liegt im Aufgabengebiet von Fachärzten.

Der Umgang mit Menschen mit Frontotemporale Demenz ist anspruchsvoll und schwierig, besonders für Angehörige. Diesen ist zu empfehlen sich psychotherapeutische Hilfe zu holen. In jedem Fall sollten sie sich zu ihrer eigenen Entlastung und gegenseitigem Austausch mit Menschen in ähnlicher Lebenslage einer Selbsthilfegruppe anschließen.

Vaskuläre Demenz

Vaskulär – Vase- das Gefäß, so kann man sich diese Form der Demenz gut merken. Bei dieser Form der Demenz sind Durchblutungsstörungen aufgrund Gefäßveränderungen die Ursache. Im höheren Alter nimmt die Wahrscheinlichkeit von Durchblutungsstörungen zu, somit kann man sagen, dass die vaskuläre Demenz eine völlig normale Erkrankung im höheren Alter ist. Es gibt Studien die besagen, dass mit 90 jeder zweite alte Mensch davon betroffen ist. Je nachdem wo die Durchblutungsstörungen sind, kommt es zu einer Minderdurchblutung oder gar zu einem Gefäßverschluss und damit verbundenen Ausfallserscheinungen. Welche das sind, ist abhängig davon für welche Hirnfunktionen die Minderdurchbluteten Areale zuständig sind.

Früher sprach man nicht von Demenz, sondern man hörte hier und dort: „Opa ist ein bissel verkalkt". Demenzerkrankungen gab es also auch schon früher. Verschlüsse größerer Gefäße sind bekannt unter dem allgemein üblichen Begriff „Schlaganfall".

Demenz bei Parkinson

Beeinträchtigt sind vor allem die Aufmerksamkeit, das Planen von Aufgaben und Lösen von Problemen sowie das räumliche Sehen. Menschen mit Parkinson-Demenz zeigen demenztypische Störungen in alltäglichen Handlungsabläufen.

Gekennzeichnet ist die Parkinson Demenz durch Begleiterscheinungen wie Depressionen, Angstzuständen, Antriebsminderung, Interesselosigkeit und optischen Halluzinationen.

Das Gedächtnis ist, im Gegensatz zur Alzheimer-Demenz, anfangs nicht betroffen. Erst im späteren Stadium fällt es dem Erkrankten schwer, Gedächtnisinhalte abzurufen. Das Kurzzeitgedächtnis ist noch lange intakt.

Menschen mit Parkinson Demenz sind allgemein verlangsamt in ihrem Denken und Tun und können mitunter ihre Gemütserregungen nicht regulieren. Sie reagieren mit plötzlicher ungebremster Wut auf bestimmte Reize und sind nur schwer zu beruhigen oder abzulenken. Hier sollte man sich verinnerlichen, dass die Ursache dafür die Erkrankung ist und nichts mit gezielten persönlichen Angriffen zu tun hat.

Hinweise auf eine mögliche Demenzerkrankung

Wenn alltägliche Dinge, die früher ohne Probleme erledigt wurden, nicht mehr bewältigt werden, kann dies auf eine Demenzerkrankung hinweisen.

Konkret kann das sein, dass eine ehemals gute Köchin nicht mehr kocht oder die Gerichte einfacher werden. Das sinnvolle Planen von Einkäufen wird schwierig und vielleicht wird in Mengen eingekauft wie früher, als die Kinder noch zu Hause lebten.

Vielleicht werden Dinge verlegt und Angehörige des Diebstahls bezichtigt oder Sie wundern sich über den vielen Tee im Küchenschrank. Auf alle Fälle scheinen sehr merkwürdige Dinge zu geschehen.

Fragen Sie nach, erhalten Sie logisch erscheinende Antworten oder auch ein „Das geht dich nichts an".

Eine Angehörige berichtet, dass ihre Mutter extrem auf Ordnung bedacht sei. Sie unterstütze sie bei der Reinigung der Wohnung, da die Mutter durch eine Erkrankung in den Knien bewegungseingeschränkt sei. Ihre Mutter würde sie immer „argwöhnisch" beobachten bei allem, was sie tue, und rege sich fürchterlich auf, wenn sie die von ihr benutzten Dinge nicht wieder exakt an den dafür bestimmten Ort stelle. Das Misstrauen und die Quengelei, wenn nicht alles an Ort und Stelle stehe, lasse die Situation oft eskalieren.

Menschen mit Demenz brauchen ihre gewohnte Ordnung, um sich sicher zu fühlen. Sie kommen mit Veränderungen nicht mehr zurecht, da sie diese in ihrem Gedächtnis nicht mehr abspeichern können. Bereits ein umgestellter Gegenstand kann das Gesamtbild der

Wohnung verändern und dadurch den an Demenz Erkrankten verunsichern. Darum wird sehr darauf geachtet, dass im Umfeld alles so bleibt, wie es „immer" war. Dies ist im Langzeitgedächtnis abgespeichert, damit noch lange abrufbar.

Da die ältere Dame etwas klein gewachsen war, und für vieles eine Trittleiter benutzte, kam die Tochter auf die Idee, den Kleiderschrank umzuräumen. Das, was regelmäßig gebraucht wurde, brachte sie in für die Mutter leicht erreichbaren Schrankfächern unter. Damit sollte Verletzungsgefahr durch Sturz von der Leiter, vermieden werden.

Das Umräumen des Schrankes war für die Mutter eine Katastrophe. Nichts war mehr, wie es vorher war, und es kam zum Streit.

Die Tochter war deswegen sehr verzweifelt. Sie hatte es nur gut gemeint, wollte die Mutter schützen und ihr die eigenständigen Tätigkeiten im Haushalt erleichtern. Die Mutter jedoch war mit den Veränderungen nicht einverstanden und so musste die Tochter die Trittleiter wieder hinstellen und den Kleiderschrank einräumen, wie er vorher war.

Es ist nicht immer leicht persönliche Befindlichkeiten oder gar Verletzungen hintenan zu stellen und sich in das Erleben aus der Sicht des an Demenz Erkrankten hineinzuversetzen. Für gesunde Menschen erscheint das Denken und Fühlen der Menschen mit Demenz fremd und schwer verständlich.

Eine gute Möglichkeit herauszufinden, ob es sich um Vergesslichkeit im normalen Rahmen handelt, oder ob es weitere Hinweise auf deine beginnende Demenz gibt, ist das Abfragen unterschiedlicher Bereiche.

- Probleme in der Orientierung anfangs in unbekannter Umgebung, später auch in ehemals vertrauter Umgebung
- Fortschreitende Verringerung der Gedächtnisleistung anfangs im Kurzzeitgedächtnis, später auch im Langzeitgedächtnis
- Reduzierte Ausdrucksmöglichkeit in der Kommunikation, vermehrtes Suchen nach Worten oder gar Benutzen von falschen Worten. Der Wortschatz wird geringer und der Sprachstil verändert sich. Vielleicht ist der Betroffene auch nur stiller geworden.
- Schwierigkeiten beim Rechnen oder beim Umgang mit Geld
- vertraute Handlungsabläufe gehen verloren, können nicht mehr geplant und koordiniert werden

Sensibles Hinterfragen der Symptomatik

Beim Hinterfragen der Symptomatik sollte man sehr sensibel vorgehen. Die Fragen kann man in das alltägliche Gespräch einbauen, ohne dem Betroffenen das Gefühl einer Prüfungssituation zu vermitteln. Spürt das Gegenüber dass es „geprüft wird", gibt es oft Abwehrreaktionen. Nachfolgend werden unterschiedliche Bereiche und die mögliche Fragen aufgeführt.

Zeitliche Orientierung:

Z.B. statt der Frage: „Was haben wir heute für einen Tag/ Datum?" kann man sagen: „Ich bin ganz durcheinander- was ist denn heute für ein Tag?" und dann abwarten, ob eine Antwort kommt." Mit dem „sich selbst in Frage Stellen" treibt man das Gegenüber nicht in die Ecke, falls es die Antwort nicht weiß.

Der Kalender und die Tageszeitung gewinnen an Bedeutung, weil auch dies Hilfen zur zeitlichen Orientierung sind. Ohne Abfrage kann man möglicherweise zeitliche Defizite daran erkennen, dass der Kalender nicht aktuell ist, also Blätter nicht abgerissen oder zu viele abgerissen wurden. Oft jedoch wird von Betroffenen peinlich darauf geachtet, dass diese zeitlichen Hilfen aktuell sind. Begründet ist dies damit, dass Betroffene ihre Defizite wahrnehmen und versuchen, diese mit Hilfsmitteln zu kompensieren. Im Anfangsstadium der Demenz gelingt ihnen das auch meist noch recht gut.

Die aktuelle Uhrzeit zu wissen heißt jedoch noch lange nicht, dass Betroffene auch Zeitbezüge herstellen können. Zeitbezüge herzustellen bedeutet, Uhrzeit mit bestimmten, damit verbundenen Ereignissen verknüpfen zu können.

Örtliche Orientierung:

Kann der Betroffene sich noch außerhalb der Wohnung orientieren oder zieht er sich eher zurück und benutzt nur ihm vertraute Wege?

Wie verhält er sich außerhalb der Wohnung, klammert er sich eher an vertraute Menschen und hat Angst, diese zu verlieren?

Gab es schon Situationen der Orientierungslosigkeit, sodass der Betroffene ratlos irgendwo stand und nicht wusste, wie es weitergeht? Hier helfen Fragen in ungewohnter Umgebung weiter. Bei einem Arztbesuch könnte man den Betroffenen fragen, wo eine Toilette ist oder wie man zur Bushaltestelle oder zum geparkten Auto findet.

Situative Orientierung:

Können Situationen immer richtig eingeordnet werden oder gibt es vermehrt Irritationen oder gar Konfliktsituationen?

Ist der Betroffene möglicherweise immer wieder erstaunt, dass Angehörige die Wohnung putzen kommen oder das Essen bringen?

Orientierung zur eigenen Person:

Sind biografische Daten und Fakten noch abrufbar?

Kann der Betroffene Details seiner Biografie wiedergeben?

Sind auch weniger lang zurückliegende biografische Fakten abrufbar, wie die Namen der Enkel oder Urenkel?

Ist das Hochzeitsdatum noch geläufig oder fehlen in der biografischen Wiedergabe einige Jahre? Bei einer Demenz gehen zunehmend Details von biografischen Begebenheiten verloren. Ebenso werden Lücken in der Biografie deutlich. Auch zeitliche Abläufe vermischen sich und oft können Wohnorte und damit verbundene Ereignisse nicht mehr korrekt wiedergegeben werden.

Weitere mögliche Hinweise im Alltag:

- Auffällig wiederholtes Erzählen prägender Erlebnisse von früher, als ob diese erst vor Kurzem passiert seien.
- Rückzug oder Isolation. Kontakte, welche wichtig waren und gepflegt wurden, werden reduziert oder gar gemieden. Das ist oft begründet in der Vermeidung der Konfrontation mit den eigenen Defiziten durch die Kontaktpersonen. Ist

der Betroffene z. B. gerne mit seinem Wanderverein unterwegs gewesen und mag nun nicht mehr hingehen, obwohl er körperlich noch in der Lage wäre? Dann kann es durchaus sein, dass er durch seine Wanderfreunde öfter mit seinen Defiziten konfrontiert wurde. Intuitiv werden dann derartige Situationen gemieden. Vielleicht hat er sich auch mit diesen Menschen öfter gestritten und gar zerstritten und geht deswegen nicht mehr hin.

- Überforderung bei Gesprächen. Die Demenzerkrankung verlangsamt das Denken und erschwert es einem Gespräch von mehreren Personen zu folgen. Dies führt zur Überforderung und damit verbundenen Gegenreaktionen. Möglicherweise regt sich der Betroffene über das Durcheinander auf oder er verlässt die Situation unter irgendeinem

Vorwand und beschäftigt sich mit etwas anderem. (Fluchtverhalten)

- Briefe bleiben ungeöffnet, bzw. werden nicht mehr bearbeitet, weil der Inhalt nicht mehr verstanden wird oder der Erkrankte nicht weiß, was er damit machen soll.
- Verschmutzung der Oberbekleidungen bis hin zur reduzierten Körperhygiene
- Anrufe wegen Nichtigkeiten, auch Anrufe zu „unmöglichen Zeiten"
- Verleugnung von Defiziten aufgrund von Scham
- Gewichtsverlust – der Erkrankte vergisst zu essen oder kann Verpackungen nicht mehr öffnen

Frau K. wurde als Alkoholikerin beschrieben. Ihr Ehemann lebte in einem Heim. Frau K. würde bereits morgens Wein trinken und dies würde sich bis zum Abend fortsetzen. Auch für sie sei eine Heimunterbringung vorgesehen.

Bei einem Hausbesuch wurde eine sehr schlanke ältere Dame angetroffen, man sah, dass sie abgenommen haben muss, denn Ihre Kleidung saß mehr als lose. Sie lebte mit ihrer Katze in einem kleinen Raum der Villa. Die anderen Räume waren abgedunkelt und sichtbar ungenutzt. Sie erzählte viel, manches war jedoch nicht nachvollziehbar. Die Frage ob Frau K. genügend esse, beantwortete ein entfernter Verwandter damit, dass sie nichts esse, außer Camembert Käse. Frau K. wurde um ein Wurstbrot gebeten. Sie war sehr höflich und bot eine Scheibe Brot an, holte auch Butter und ein in Plastik eingeschweißtes Wurstpaket aus dem Kühlschrank. Auf die Bitte dieses zu öffnen, versuchte sie dies sagte dann jedoch: "Ich habe mich am Finger verletzt" und gab das Wurstpäckchen ihrem Verwandten. Hier wurde klar, dass sie die Wurst nicht essen kann, weil sie die Verpackung nicht mehr aufbekommt. Sie hatte sich deswegen nur von Camembert ernährt. Dieser ist in Papier eingepackt und leicht auszupacken. Der Verwandte sagte dann, dass ihm nun auch klar werde, warum sich die alte Dame die Katzenfutterdosen immer von ihm öffnen ließ. Die Katze war ihr wichtig genug, sich Hilfe einzufordern, für sich selbst tat sie es nicht. Die Weinflaschen konnte sie mit einem an der Wand hängenden elektrischen Korkenzieher öffnen und der Alkohol besänftigte ihren Hunger. Es wurde klar, dass sie nicht mehr allein leben konnte und zog mit ihrer Katze in ein Heim.

Wenn die vermeintlich ersten Anzeichen einer Demenz offenbar werden, ist die Demenz meist schon fortgeschritten. Den Beginn nehmen selbst nahe stehende Angehörige selten wahr, da der Erkrankte die Defizite noch eine Zeit lang gut kompensieren kann. Erst wenn bei Fortschreiten der Erkrankung die bisher mühsam gewahrte Fassade von dem Erkrankten nicht mehr aufrechterhalten werden kann, werden Angehörige stutzig.

Verlust des Kurzzeitgedächtnisses und dessen Folgen

Wenn das Kurzzeitgedächtnis versagt ist das Abspeichern neuer Informationen nicht oder nur noch teilweise möglich. Erkennbar ist dies u. a. durch:

Gehörte Informationen, werden nicht mehr abgespeichert. Der Betroffene bestreitet möglicherweise, dass Sie ihn bereits informiert haben und klagt Sie an, dass Sie ihm diese wichtigen Informationen vorenthalten. Er erlebt dies tatsächlich so!

Termine und Vereinbarungen können nicht abgespeichert werden und gehen verloren. Erinnerungszettel werden geschrieben oder die Termine/ Vereinbarungen vergessen. Sie wollen dann Ihren Angehörigen zum Arztbesuch begleiten und er ist völlig überrascht (und überfordert). Es kommt zum Streit.

Neue Situationen auch neu dazugekommene körperliche oder kognitive Einschränkungen sind nicht präsent – der tatsächliche Hilfebedarf wird nicht akzeptiert, denn der an Demenz erkrankte Mensch weiß nichts davon. Das erklärt auch, dass bei einer Begutachtung zur Pflegestufe vom Erkrankten behauptet wird, „Alles noch selbst zu machen". Das ist keine Lüge, sondern das, was aus dem Langzeitgedächtnis noch abrufbar ist, aus der Zeit, wo dies tatsächlich auch so war.

Logisches Denken ist kaum noch möglich – ganz einfach erklärt setzt die Fähigkeit zu logischem Denken voraus, dass neu aufgenommene Informationen mit den vorhandenen Informationen aus dem Langzeitgedächtnis verknüpft werden können und daraus eine Strategie für die aktuelle Situation entwickelt wird. Verblassen die neuen Informationen jedoch vor der Verknüpfung, ist die Entwicklung neuer Strategien nicht mehr möglich.

Frau F. lebt mit im Haus ihres Sohnes. Sie wird mitunter nachts wach und irrt durch das Haus. Ihr Kurzzeitgedächtnis ist verloren gegangen und damit auch das logische Denken. Wir wissen es ist Nacht, wenn es dunkel ist. Das ist Logik. Wie wissen, nachts muss man leise sein, weil die anderen Menschen schlafen. Auch das ist logisch. Nicht aber Frau F`s Logik. Sie ist wach und IHRE Logik ist: "Ich habe ausgeschlafen, also ist Morgen." Und weil Morgen ist, wird es Zeit dass die anderen Familienmitglieder im Haus aufstehen. Weil sich da aber nichts tut, zieht sie die Rollladen hoch und lässt sie mit Getöse wieder herunterrauschen. Der Sohn berichtete, dass er anfangs aufgestanden sei und seine Mutter wieder ins Bett gebracht habe. Irgendwann hatte er keine Lust mehr dazu, weil er seinen Schlaf brauchte und weil er mit seinen Nerven *am Ende war. Dann hat jedoch seine Mutter das Haus mehrfach verlassen um bei befreundeten Nachbarn zu klingeln. Das stellte die Freundschaft nach einigen derartigen Vorfällen auf eine harte Probe.*

Wie kann man unterstützen?

Das mehrfache Berichten gleicher Ereignisse sollte man kommentarlos tolerieren. Dies gelingt sicher nicht immer. Auch mit sich selbst sollte man nachsichtig sein. Vielleicht hilft es Ihnen zu wissen, dass die Vergesslichkeit auch positive Seiten hat. Wenn Sie einmal die Geduld verloren und mit Ihrem Angehörigen gestritten haben, hat dieser es recht schnell wieder vergessen. Also versuchen Sie dann die Weichen neu zu stellen. Sie sind nur ein Mensch!

Wichtige Informationen, Termine und Vereinbarungen sollten möglichst schriftlich festgehalten und im Sichtbereich des Betroffenen angebracht werden. Unterstützen Sie ggf. beim Führen eines Kalenders. Dieser sollte immer aktuell sein, um nicht noch mehr zu verwirren. Vergessene Termine zu kritisieren oder zu kommentieren, ist wenig sinnvoll. Besser wäre, die Schuld auf sich nehmen mit: „Vielleicht hab ich auch vergessen den Termin mitzuteilen, entschuldige bitte. Ich hab den Kopf manchmal so voll." Dies ist eine Brücke für den Betroffenen und fördert das Vertrauen.

Bieten Sie Hilfe sensibel an, sodass der Erkrankte diese ohne Gesichtsverlust annehmen kann oder das Gefühl hat, Ihnen einen Gefallen zu tun, wenn er sich von Ihnen helfen lässt! Erwarten Sie keinen Dank, sondern bedanken Sie sich, dass Sie helfen durften.

Unternehmen Sie keine langen logischen Erklärungen und Überzeugungsversuche, dass Sie recht haben.

Unterstützen Sie bei der Bewältigung des Alltages ohne zu überfordern und ohne zu bevormunden.

Es ist wichtig die unterschiedlichen Demenzformen zu kennen, da der Umgang mit den daran erkrankten Menschen entsprechend unterschiedlich sein kann.

Demenz oder Depression?

Eine Depression zeigt für den Laien mitunter ähnliche Symptome wie eine Demenz darum wird dies hier aufgeführt. Nicht jeder Mensch mit Vergesslichkeit und Konzentrationsstörungen ist dement. Depressionen im Alter sind nicht selten, werden jedoch häufig nicht ernst genommen oder erkannt. Viele Menschen mit Depressionen sprechen nicht über ihre psychischen Befindlichkeiten.

Vor allem Männer der heute pflegebedürftigen Generation empfinden häufig psychische Befindlichkeiten als Schwäche. Die Ursache liegt im Erziehungsstil, der damaligen Zeit. Wer wollte schon gerne eine „Heulsuse" oder ein „Waschweib" sein? Oft ist für den Betroffenen selbst nicht definierbar, was mit ihm los ist.

Bei Depressionen oder auch depressiven Verstimmungen werden Informationen mitunter nicht registriert, weil der Betroffene viel grübelt und in seinen eigenen Gedankengängen verstrickt ist. Er fühlt sich körperlich kraftlos, empfindet vieles als sinnlos, die Stimme ist meist leise bis weinerlich und er hat Versagensgefühle. Morgens ist die Symptomatik oft ausgeprägter als gegen Mittag.

Auch Schlaflosigkeit kann eines der Anzeichen sein. Menschen mit Depressionen verlieren ihre kognitiven Fähigkeiten nicht. Die Sprache verändert sich nicht, sie werden eventuell stiller und introvertierter. Sie haben keinen Verlust im Langzeitgedächtnis und Dinge, die für sie emotional wichtig sind, können sie auch behalten.

Während Menschen mit Demenz ihre Defizite leugnen oder überspielen, klagen Menschen mit Depression über ihre Gedächtnisstörungen und können diese auch exakt beschreiben. Die Alltagskompetenz bleibt weitgehend erhalten. Depressionen sind medikamentös meist behandelbar und die Symptomatik müsste sich, falls es sich um Depressionen handelt, rasch bessern. Problem ist oft, dass Menschen mit Depressionen eine Behandlung verweigern. Sie sind der Meinung: „Mir kann sowieso keiner helfen".

Diagnose Demenz

Wenn Sie Sicherheit haben möchten, ob es sich um eine Demenzerkrankung handelt, ist der erste Schritt immer eine fachärztliche Untersuchung. Nur so bekommen Sie Gewissheit.

Nun steht die Diagnose fest. Auch wenn Sie dies schon lange vermuteten, jetzt haben Sie es schwarz auf weiß. DAS ÄNDERT ALLES!

Wie geht es nun weiter und was kommt auf Sie zu? Erst einmal Ruhe bewahren! Es geht weiter wie bisher auch. Ein wenig plagt nun das schlechte Gewissen. Sie bereuen oft ungeduldig gewesen zu sein. Sie haben begriffen, dass Ihre Mutter, bzw. Ihr Vater, Sie nicht „extra" geärgert hat, sondern dies durch die Krankheit bedingt war. Und wie oft haben Sie geschimpft und waren genervt. Wie oft haben Sie gemeint, dass nur Unfug geschieht, wenn Sie nicht aufpassen. Jetzt wissen Sie den Grund dafür. Trösten kann das jedoch nicht. Jetzt stellt sich die Frage wie schnell „es" schlimmer wird? Können Sie den Urlaub für nächstes Jahr planen? Kann Ihr Angehöriger noch allein bleiben? Es gibt Familientreffen zur Krisenintervention. Und da ist möglicherweise Ihr Bruder, der ja alles für halb so schlimm hält und Ihnen sagt, dass Sie mal wieder rettungslos übertreiben. Sie fühlen sich von ihm unverstanden. Dazu kommt noch, dass er weit weg wohnt und nur alle paar Wochen bei den Eltern erscheint. Er wird also keine wirkliche Hilfe sein.

Umgang mit Menschen mit Demenz

Der Umgang mit Menschen mit Demenz erfordert viel Einfühlungsvermögen. Sich in das Gegenüber einfühlen zu können und sich darauf einzulassen, ist eine echte Herausforderung. Vor allem Angehörigen, die mit unglaublich vielen und völlig unterschiedliche Emotionen „vorbelastet" sind, fällt ein entspannter Umgang oft unendlich schwer. Da Menschen mit Demenz sich und ihr Verhalten nicht mehr bewusst verändern können, bleibt nur ein Umdenken der Angehörigen. Nur sie haben die Möglichkeit durch entsprechendes Verhalten die Gegenreaktionen der an Demenz Erkrankten zu steuern.

Besonders schwierig sind oft Mutter – Tochterbeziehungen bei einer Demenz. War die Beziehung zwischen beiden sehr innig und intensiv, schmerzen die Veränderungen der Mutter sehr. War die Beziehung eher problematisch, bedeutet das, viel Psychohygiene um diese Problematik in der Demenz miteinander lösen zu können. Emotionale und fachliche Beratung erhalten Sie persönlich, telefonisch oder per e-mail unter den Kontaktdaten von:

www.demenzwerkstatt.com

Auch bei schwierigen Beziehungs-konstellationen ist es gut, eine gemeinsame Basis zu finden. Da der an Demenz Erkrankte nichts mehr dazu beitragen kann, obliegt die positive Beziehungsgestaltung dem gesunden Menschen. Es ist schwer sich zu verinnerlichen, dass der an Demenz Erkrankte nichts böswillig macht.

Ein paar einfache Regeln werden Ihnen den Umgang mit Ihrem an Demenz erkrankten Angehörigen leichter machen. Mit einfach ist gemeint leicht verständlich. Die Umsetzung ist leider weniger einfach. Auch Sie müssen in die

Demenzerkrankung Ihres Angehörigen erst hineinwachsen.

Die besondere Handlungslogik von Menschen mit Demenz

Menschen mit Demenz ticken anders. Durch ihr reduziertes, bzw. verzerrtes logisches Denken können sie nur noch im „hier und jetzt" agieren. Sie wissen nicht was war und nicht was kommt, oder kommen könnte. Die Gegenwart und die Vergangenheit ist ein zeitlicher Knäuel an abgespeicherten Informationen, der für sie nicht mehr zu entwirren ist. Dadurch haben sie ihre ganz eigene Wahrheit. Stellt man diese infrage, können sie dies nicht verstehen und begehren oft dagegen auf. Durch Versuche, Sachverhalte richtigzustellen, überfordern Sie den an Demenz erkrankten Menschen rettungslos.

Ein Mensch mit Demenz weiß nicht, dass wenn er Frühstück von der Tochter gebracht bekommt, diese sich auch um das Mittagessen kümmern wird. Also ist es aus seiner Sicht gut, sich etwas „für später" aufzuheben. Gerade wenn es um die Nahrungsaufnahme geht, sind gemachte Erfahrungen aus Kriegs- und Nachkriegszeiten noch sehr präsent. Auch die Sorge um die Kinder lassen Menschen mit Demenz oft Nahrung horten.

Intuition wird in der Demenz wieder sehr aktuell. Menschen mit Demenz agieren eher gefühlsmäßig als rational.

Frau F. ist verheiratet und hat 4 erwachsene Söhne, die alle nicht mehr in ihrem Haushalt leben. In ihrer Demenz hortet sie Lebensmittel. Der Kühlschrank ist vollgestopft, dennoch achtet sie darauf, dass dies so bleibt und beschimpft ihrem Ehemann, wenn dieser sich aus dem Kühlschrank bedient. Der volle Kühlschrank gibt ihr Sicherheit. Bei Frau F. sind schlechte Erinnerungen durch schwierige Zeiten bei Vertreibung und Flucht aus ihrer Heimat während des Krieges wieder präsent. Die späteren „guten Zeiten" sind verloren gegangen. Somit achtet sie intuitiv immer auf einen gut gefüllten Kühlschrank. Erklärungen des Ehemannes, dass man ja wieder einkaufen kann, werden von ihr ignoriert. Sie nimmt lediglich wahr, dass ihr sorgsam angelegter Vorrat schwindet und versucht dies zu vermeiden.

Schwierige Alltagssituationen entspannt gestalten

Der Alltag mit einem an Demenz erkrankten Angehörigen ist immer wieder eine neue Herausforderung. Es gibt zahlreiche Situationen, in welchen man das Gefühl hat an seine Grenzen zu stoßen. Die eigene Geduld wird hier oft auf eine harte Probe gestellt. In manchen Situationen spürt man nur Ohnmacht und Hilflosigkeit. Nachfolgend sind einige alltägliche Situationen beschrieben, die aufgrund der „etwas anderen Wahrnehmung" des Erkrankten zu Konflikten führen können. Dazu werden Lösungsansätze aufgeführt, die jedoch keine Garantie für das Gelingen sind. Vielmehr sollen diese Ansätze Anstoß sein, eigene kreative Ideen zu entwickeln, vor allem aber ein Einfühlen in das Erleben dieser Situationen aus der Sicht des an Demenz Erkrankten ermöglichen.

Mögliche Ursachen:

- Depression?
- Nicht wissen was kommt oder Angst vor dem Nichtwissen was kommt? Im Bett werden keine Anforderungen an den Betroffenen gestellt, da kann man sich sicher fühlen.
- Oder einfach nur noch müde?

Was kann man tun?

- Vorhänge aufziehen (Tageslicht in den Raum lassen ist ein natürlicher Wecker) und später nochmals versuchen zum Aufstehen zu motivieren
- Mit bevorstehenden Frühstück/ Kaffee locken
- Beruhigend motivieren (ruhige Stimmlage)

- Ablenkendes Gespräch (bevorzugte Themen aus Biografie des Betroffenen)

Nachts eingenässt

- Nicht mit Defiziten konfrontieren! (Führt zu Abwehrreaktionen)
- Besser: „Du hast ja diese Nacht arg geschwitzt, ich helfe Dir gleich beim Duschen"

Verweigert Pflegehandlungen

Mögliche Ursache:

- Weiß nichts von seinem Hilfebedarf

Was kann man tun?

- Motivieren mit: „Du hast in deinem Leben so viel geschafft, lass Dich HEUTE mal

von mir so richtig verwöhnen, das würde
mich sehr freuen."

Mögliche Ursachen:

- hat keine Lust, meint sich schon
  gewaschen zu haben

Was kann man tun?

- zu einem späteren Zeitpunkt nochmals
  versuchen

*Wird während der Grundpflege ungeduldig
oder zeigt Abwehrverhalten*

Mögliche Ursachen:

- Überforderung oder auch Unterforderung
  (z. B. das Gefühl bevormundet zu
  werden

Was kann man tun?

- Es gilt: so viel Hilfe wie nötig und so wenig wie möglich
- Pflegehandlungen eigenständig durchführen lassen und nur Hilfestellungen bieten. Loben für das was noch geht! (stärkt das Selbstwertgefühl)
- Bei sichtbarer Überforderung (unsicher umherschauen, nicht wissen wie es weiter geht, schimpfen etc.) ablenkende Gespräche (Gespräche, die dem an Demenz Erkrankten vertraut sind und positive Emotionen wecken) – auch gemeinsam singen, beruhigendes Summen...
- Außenreize ausschalten (Radio) – für ruhige und entspannte Umgebung sorgen, nur das Nötigste sprechen
- Ruhig und leise sprechen, freundliche Mimik
- Pflegehandlungen abbrechen, aus der Situation hinausführen und Pause

machen, danach neu in die
Pflegesituation hineinführen

- Pflege reduzieren/ über den Tag verteilen
  (z. B. mittags rasieren, abends cremen)

Verweigert Duschen

Mögliche Ursachen:

- Überraschende, nicht alltägliche
  Pflegehandlung
- hat keine Lust,
- weiß nicht was da von ihm erwartet wird,
- es wurde gefragt ob der Betroffene
  duschen möchte (wird meist mit Nein
  beantwortet), Schamgefühl – mag lieber
  von Frau/ Mann geduscht werden.....

Was kann man tun?

- Duschen ritualisieren, das heißt: immer am gleichen Tag und möglichst um die gleiche Uhrzeit mit gleichbleibenden Abläufen duschen
- am Vorabend Bademantel, Duschtuch etc. bereits sichtbar bereitlegen (der an Demenz Erkrankte kann sich so auf das Duschen besser einstellen)
- Duschen und Hilfe dabei ankündigen, Zeit lassen sich damit vertraut zu machen (in dieser Zeit Vorbereitungen im Badezimmer treffen)
- Duschen zu einem späteren Zeitpunkt anbieten
- Duschen auf den Folgetag verschieben
- Duschen erlebnisorientiert gestalten (vertraute Düfte, danach Nägel lackieren, Gespräche die der Betroffene als emotional positiv wahrnimmt – eine Wohlfühlsituation herstellen)
- Loben für gepflegtes Erscheinungsbild

Sitzt vor dem Teller und isst nicht

<u>Mögliche Ursache:</u>

- Weiß nicht dass dies sein Essen ist, weiß nicht was er damit machen soll, hat die Essenssituation nicht erkannt

<u>Was kann man tun?</u>

- Erklären was kommt „Wie essen jetzt gemeinsam"
- Freundlich auffordern zu essen
- Brötchen/ Besteckteil in die Hand geben und ermuntern zu essen

Steht auf und läuft während der Mahlzeit

weg

Mögliche Ursache:

- hat Drang sich zu bewegen

Was kann man tun?

- Weggehen dulden und Bewegungsdrang
  ausleben lassen, nach einer Zeit zurück
  zum Tisch/ Sitzplatz führen (keinesfalls
  festhalten oder tadeln!)

Mögliche Ursache:

- Überforderung bei zu lautem Umfeld?

Was kann man tun?

- Für ruhiges Umfeld sorgen, Radio/
  Fernseher ausschalten, wenig bis gar
  nicht sprechen

Mögliche Ursache:

- Schmeckt nicht
- hat keinen Hunger- kein Hungergefühl
- Portion zu groß (ist schon satt wenn er die große Portion sieht)

Was kann man tun?

- Etwas anderes anbieten – warum abends kein Marmeladenbrot, wenn es der Erkrankte mag und isst?
- Kleine Portion anbieten, lieber nachlegen
- Motivieren – NICHT nötigen! (Gefühl der Nötigung führt zu Abwehr)
- Ein „Du musst.." ist zu vermeiden!
- Mahlzeit zu späterem Zeitpunkt nochmals anbieten
- Erklären was auf dem Teller ist und anbieten

- selbst anfangen zu essen und dann animieren „Lecker" oder „Schmeckt gut"
- Fragen was er gerne essen möchte/ Wunsch ermöglichen
- Zwischenmahlzeiten anbieten (Käsewürfel, gebuttertes Brot – in den Sichtbereich stellen)

Spuckt während des Essens Teile der Nahrung aus

Mögliche Ursachen:

- Kann unterschiedliche Konsistenz einer Speise nicht zuordnen (Körner im Brot) und sortiert diese im Mund aus, um sie dann auszuspucken,
- hat vergessen was er im Mund hat und nimmt (harte) Nahrungsbestandteile teilweise als „nicht essbar" wahr

<u>Was kann man tun?</u>

- bei sichtbaren „Sortierversuchen"
  erklären was im Mund ist
- Kein Körnerbrot anbieten (auch wenn
  dies gesund ist und immer gerne
  gegessen wurde)
- Bei püriertem Essen: Essen mit
  mehreren Komponenten nicht
  vermischen und beim Anreichen die
  verschiedenen Komponenten einzeln
  anreichen (Nahrungsbestandteile
  unterschiedlicher Konsistenz werden oft
  im Mund sortiert und die festeren
  Bestandteile aussortiert/ ausgespuckt)

Spielt mit dem Essen / verrührt es
miteinander

<u>Mögliche Ursachen:</u>

- Überforderung durch zu viel Dinge auf dem Tisch
- Weiß nichts mit dem vor sich stehenden Essen anzufangen

Was kann man tun?

- Nicht zu viel auf dem Tisch stellen (muss überschaubar sein) ,
- Getränk „zwischendurch" anbieten und wieder wegstellen (bis nach der Mahlzeit)

Gewichtsverlust, isst zu wenig

Mögliche Ursache:

- reduziertes Hungergefühl, ist schnell satt
- Zahnschmerzen, drückende Prothese, Verletzung im Mund- Rachenraum

Was kann man tun?

- Vorsuppe weg lassen und direkt Hauptgericht servieren- hat mehr Kalorien und manche Menschen sind nach der Suppe schon satt (Suppe ggf. abends oder als Zwischenmahlzeit anbieten)
- Zwischenmahlzeiten anbieten (gebutterte Brote, Milchshakes, Obstsalat, Buttercrossants…)
- bevorzugte Speisen anbieten
- von Hausarzt/ Zahnarzt krankheitsbedingte Ursache abklären lassen
- Übelkeit als mögliche Nebenwirkung von Medikamenten überprüfen (lassen)

Behauptet kein Essen erhalten zu haben

Mögliche Ursachen:

- Hat vergessen dass er schon gegessen hat, hat Hungergefühl

Was kann man tun?

- Keine Diskussionen, keine „Beweisführung" über das bereits erhaltene Essen- je mehr man versucht die Überzeugung des Erkrankten auszureden, umso mehr wird er an seiner Überzeugung festhalten
- Teller mit Essen herrichten und anbieten, ggf. mittags nur ½ Portion und die andere Hälfte für diesen Fall aufbewahren und anbieten (bei insulinpflichtigen Diabetikern)
- Achtung! Ein Joghurt ist in den Augen des Betroffenen kein akzeptabler Ersatz! (es muss nach vollwertiger Mahlzeit aussehen)

Ausscheidung

Uriniert an ungewünschte Stellen

<u>Mögliche Ursache:</u>

- Findet Toilette nicht

<u>Was kann man tun?</u>

- Engmaschige begleitete Toilettengänge
- Toilette mit Hinweisschild/ Piktogramm versehen
- Toilette öfter zeigen (und selbst „machen lassen")
- Toilettentür offen lassen (Becken in von außen sichtbaren Bereich)

<u>Mögliche Ursache:</u>

- Erkennt Toilettenbecken nicht

<u>Was kann man tun?</u>

- Kontraste überprüfen (keine weiße Toilettenbrille auf weißem Becken vor weißen Fliesen) Menschen mit Demenz können so die Toilette nicht erkennen – eine andersfarbige Toilettenbrille kann da schon sehr nützlich sein.
- Toilettendeckel offen lassen

Uriniert in Grünpflanzen

Mögliche Ursache:

- Hat Harndrang, weiß nicht wo eine Toilette ist und erkennt Gummibaum als geeignete „Freitoilette"

Was kann man tun?

- Große, wie Bäumchen wirkende Grünpflanzen aus der Wohnung entfernen

Mögliche Ursachen:

- Versteht nicht was er da soll, hat
  vergessen dass er auf der Toilette sitzt

Was kann man tun?

- Dabei oder in der Nähe bleiben, dabei
  seitlich stellen (es ist nicht üblich vor
  anderen Personen auszuscheiden)
- Regional übliche, vertraute Bezeichnung
  für Stuhlgang oder Ausscheidung wählen
  (immer wieder daran erinnern)
- Toilettenpapierrolle oder einige Blätter
  Toilettenpapier in die Hand geben
  (erinnert sichtbar an Toilettengang)

Will nicht schlafen gehen

Mögliche Ursache:

- Zeitliche Desorientierung, weiß nicht welche Tageszeit , z.B. dass Abend ist

Was kann man tun?

- Bevorstehende Ruhephase ritualisieren:
- Leiser sprechen
- Vorhänge zuziehen
- Ggf. ruhige Hintergrundmusik (abends immer die Gleiche)
- Nacht- / Einschlaflied singen
- Gemeinsames (vertrautes) Nachtgebet
- Betthupferle (Stück Schokolade)
- Berücksichtigen was der Betroffene braucht um einschlafen zu können? z.B. Bettjäckchen/ Bettsöckchen, Wärmflasche oder warmes Rapskissen,

Kuscheltier, Kuscheldecke etc.
Honigmilch, Glas Rotwein,
Schlummerrolle mit Herztonmodul
(Bezugsquelle:
www.demenzwerkstatt.com)

Medikamenteneinnahme

Verweigert Medikamenteneinnahme

Mögliche Ursache:

- Fühlt sich genötigt, mag sie „jetzt" nicht einnehmen

Was kann man tun?

- Je mehr man auf die Einnahme der Medikamente beharrt, umso größer wird nachfolgend die Ablehnung
- zu späterem Zeitpunkt erneut anbieten

Mögliche Ursache:

- Glaubt vergiftet zu werden, oder dass die Tabletten nicht gut tun

Was kann man tun?

- mit Arzt sprechen , ggf. Tropfenform der Medikamente verordnen lassen

Spuckt Medikamente aus

Mögliche Ursache:

- Schmecken bitter
- Weiß nicht mehr was er im Mund hat und nimmt Medikamente als „Nichtessbar" wahr

Was kann man tun?

- Medikamentengabe mit Joghurt, Honig, Pudding
- Erklären, Getränk dazu anbieten (bevorzugtes)

- Tropfenform mit Hausarzt abklären
- Tabletten pulverisieren und mit Joghurt/ Pudding anbieten

Natürlich gibt es noch zahlreiche weitere Situationen im Alltag, die kreative Problemlösungen erfordern. Auf alle Eventualitäten einzugehen, ist hier leider nicht möglich. Wenn gelingt, uns in die veränderte Wahrnehmung von Menschen mit Demenz einzufühlen, können manch schwierige Situationen rasch entspannt werden. Nachfolgende kleine Episode soll Ihnen dies noch einmal verdeutlichen.

„Ich habe massive Schwierigkeiten mit meinem Mann. Er will sich seit einiger Zeit abends nicht mehr ausziehen. Wir haben in unserem Haus ein Schrankzimmer mit Kleiderschränken und stummen Dienern, wo wir uns immer schon ausgekleidet haben. Aber er weigert sich, dies

zu tun. Ich zeige ihn sogar wie er es tun soll, indem ich mich selbst entkleide."

Was glauben Sie, nimmt der alte Herr wahr? Aus der Sicht des älteren Herren könnte die Situation folgendermaßen ausgesehen haben:

Eine ältere Dame (sie ist mir vertraut, aber ich weiß nicht wirklich, wer sie ist) lotst mich in ein Zimmer mit Schränken und komischen Gestellen. Dann sagt sie zu mir ist solle mich ausziehen. Ich werde mich nicht vor ihr ausziehen, denn das gehört sich nicht. Dann zupft und zerrt sie an meinen Kleidern herum. Ich wehre mich dagegen. Was will sie von mir? Plötzlich fängt sie an, sich selbst auszuziehen und ich flüchte aus dem Zimmer.

Die beschriebene Situation enthält eine gewisse Situationskomik, wenn man sie genau betrachtet.

Für die Ehefrau war es jedoch eine schwierige Situation, die für sie eine große Not bedeutete.

Wie könnte man diese Situation eindeutiger gestalten? Auskleiden im Schlafzimmer wäre günstiger. Dabei sollte man schon die Betten aufgeschlagen und die Nachtwäsche sichtbar bereitgelegt haben. Das aufgeschlagene Bett und die bereitgelegte Nachtwäsche lädt zu schlafen gehen ein und somit wird die Situation eindeutiger. Vielleicht ist auch die Aufforderung zum Umziehen günstiger aus die Aufforderung zum Ausziehen. Dies muss man herausfinden. Es gibt keine Patentrezepte im Umgang mit Menschen mit Demenz- genau so wenig wie es Patentrezepte im Umgang mit allen Menschen gibt.

Umgang mit Aggressionen

Aggressionen zeigen sich in den unterschiedlichsten Formen. Verbale und tätliche Angriffe, werfen von Gegenständen, abwehrendes Verhalten, Verweigerung von Pflegeleistungen oder auch Nahrung, fluchen, schimpfen, Personen beschuldigen bis hin zur körperlichen Gewalt. Aggressionen sind Verhaltensweisen, welche einen massiven Leidensdruck bei allen Beteiligten aufbauen oder auch signalisieren. Aus Hilflosigkeit wird dann nicht selten zum Einsatz von Psychopharmaka gegriffen. Dies ist mitunter vermeidbar und man darf dabei die Konsequenzen der Psychopharmaka nicht außer Acht lassen. Diese sind gesteigerte Sturzgefahr, Inkontinenz, zunehmende Verwirrtheit und nicht selten Verstärkung der inneren Unruhe des Kranken. Andere Problemlösungsstrategien zu finden, ist oft mühsamer und zeitaufwendig. Dennoch soll hier dazu Mut gemacht werden.

Menschen mit Demenz reagieren auf unerwartete und neue Situationen mit Unsicherheit oder auch mit Angst. Angst macht Stress und wie reagieren wir selbst auf Stress? Möglicherweise mit einem erhöhten Aggressionspegel. Das ist also völlig normal.

Es ist wichtig den Menschen mit Demenz so wenig wie möglich Stresssituationen auszusetzen, bzw. sie angst- und stressfrei durch ihren Alltag zu begleiten.

Dazu muss man sich stressauslösende Situationen bewusst machen.

Stress durch Überforderung

Die Reizschwelle für Überforderung ist bei Menschen mit Demenz weit niedriger als bei gesunden Menschen. Menschen mit Demenz sind nicht mehr in der Lage sich anzupassen oder Strategien zu entwickeln sich unangenehmen Situationen zu entziehen. Sie fühlen sich hilflos ausgeliefert und verstehen nicht was um sie herum bzw. mit ihnen geschieht. Für nicht Erkrankte ist vieles selbstverständlich, für Menschen mit Demenz ist der Tag voller Hürden. Sie spüren, dass sie zunehmend die Kontrolle über sich und ihr Leben verlieren, sind frustriert oder haben Angst. In solchen Situationen reagieren sie oft ungeduldig und aufgebracht. Die Demenz lässt zunehmend die Hemmschwelle für soziale Normen verschwinden. Dadurch kommt es auch zum Verlust der Selbstkontrolle und zu impulsiven bis hin zu gewalttätigen Reaktionen. Nachfolgend werden einige Situationen für

Überforderung und deren Lösungs-
möglichkeiten dargestellt.

Stress durch die Grundpflege

Die Grundpflege stellt nicht nur an die
Pflegeperson hohe Anforderungen, sondern
auch an den zu Pflegenden selbst. Dieser muss
verstehen, was mit ihm passiert, den Eingriff in
seinen persönlichen Distanzbereich
akzeptieren, sich konzentrieren und vor allem
Geduld haben. Bei der Grundpflege kommt es
vermehrt zu Stress. Oft werden zu viele
Anforderungen an den Menschen mit Demenz
gestellt und bei professioneller Pflege ergeben
sich Probleme durch ständigen
Personalwechsel, in stationären Einrichtungen,
wie auch bei mobilen Pflegdiensten. Mit
wechselndem Personal sind automatisch
unterschiedliche Handlungsabläufe verbunden.
Der Mensch mit Demenz ist nicht in der Lage

sich darauf einzustellen. Hier empfiehlt sich eine Kontinuität in den Pflegepersonen und völlig gleich bleibenden Abläufen. Dies setzt wieder eine gute Teamarbeit voraus, ohne die der Mensch mit Demenz keine Sicherheit vermittelt bekommt. Leider kann man als Angehöriger die Personalpolitik des Dienstleisters nur gering steuern.

Hier empfiehlt es sich nach dem Motto „Sicherheit durch Stetigkeit" zu handeln. Immer die gleichen Abläufe geben Sicherheit und damit auch mehr Eigenständigkeit. Mitunter empfiehlt sich auch das Splitten der Grundpflege. Oft sind Vorboten von Aggressionen erkennbar. Möglicherweise wird mehr Körperspannung aufgebaut und der an Demenz Erkrankte zeigt bereits aggressive Reaktionen in Form von Schimpfen oder Ballen der Fäuste. Spätestens dann sollte die Grundpflege abgebrochen und zu einem späteren Zeitpunkt (nach wenigen Minuten der Entspannung) fortgesetzt werden.

Nichtverstehen in der Kommunikation

Auch während der Kommunikation kann es zu Aggressionen kommen. Zu viel, zu schnelles oder zu lautes Sprechen führt zur Überforderung. Der an Demenz erkrankte Mensch sieht nur noch eine Person vor sich, die auf ihn einredet und kann das Gesprochene nicht in Verstehen umsetzen. Laute Sprache macht dazu noch Angst und wird mitunter als Angriff gewertet. Darauf wird in der Regel mit Gegenangriff reagiert. Ist man selbst genervt, überträgt sich das auf das Gegenüber und schwierige Situationen sind vorprogrammiert.

Es ist wichtig, dass Pflegepersonen ihre Kommunikation auf das Verarbeitungspotenzial des Menschen mit Demenz zuschneiden bzw.

reduzieren. Weniger ist hier oft mehr und man muss bei allem bedenken: Nicht jeder alte Mensch ist schwerhörig!

Hilfreich ist eine freundliche Mimik und langsames vereinfachtes Sprechen in kurzen Sätzen.

Nichtverstehen oder Verkennen von Situationen

Mitunter kann man Reaktionen von Menschen mit Demenz nicht nachvollziehen.

Dazu ein Fallbeispiel aus einem Altenheim:

Herr F. ging in ein Bewohnerzimmer und fand dort eine alte Dame im Bett liegend vor. Er nahm das auf dem Nachtisch stehende Wasserglas und schüttete es dieser alten Dame über den Kopf.

Für uns eine unmögliche Situation, weil man so was einfach nicht tut.

Was hat Herr F. wahrgenommen?

Er geht in sein vermeintliches Zimmer (seins war gegenüber). Dort jedoch hat es sich eine unbekannte Frau in „seinem Bett" gemütlich gemacht. Würden Sie es so einfach hinnehmen, wenn Sie abends in ihr Bett wollen und da liegt eine fremde Person drin? Sicher nicht! Was würden Sie in einem solchen Fall tun? Vor allem was würden Sie tun, wenn Sie nicht mehr in der Lage sind zu kommunizieren?

Herr F. hat getan, was ein mancher von uns auch tun würde. Ist dies eine Fehlreaktion? Ist dies Aggression? Ist dies eine Verhaltensauffälligkeit? Nein, es ist lediglich eine normale Reaktion in Verkennung der Situation!

Ein weiteres Beispiel:

Herr S. sitzt in einem Altenheim einer Dame gegenüber die gerne und viel kommuniziert. Herr S. beginnt zu schimpfen. Die Dame reagiert aufgebracht und spricht noch schneller und lauter. Herr S. nimmt seine Teetasse und schüttet der gegenübersitzenden Dame den Tee ins Gesicht. Lautes Geschrei ist die Folge. Herr S. steht auf und wirft sein Geschirr auf den Boden und schreit herum.

Ist dies verhaltensauffällig? Ist das eine Aggression?

Schauen wir gemeinsam auf das Gesamtbild und auf die Biografie des Herrn S. Die Tochter des Herrn S. hat dabei entsprechende Informationen zugearbeitet.

Herr S. ist ein sehr stiller Mensch. Er lebte in einem kleinen Siedlungshäuschen mit seiner Frau und einem Golden Retriver. Er hat sich selbst in der Zweisamkeit mit seiner Frau auch zu Hause oft zurückgezogen. Er verbrachte viel

Zeit in seiner Werkstatt oder in einem Raum, in welchem er Schiffsmodelle baute oder er ging mit seinem Hund spazieren, wenn er allein sein wollte. Nun sitzt er mit einer Dame am Tisch, die ununterbrochen spricht und nicht merkt, wie sie ihn damit nervt. Auch sie ist dement. Herr S. weiß dies jedoch nicht. Er ist nur genervt. Er will, dass sie still ist, aufhört zu sprechen und schreit sie an. Sie wird lauter und schreit zurück. Er will unbedingt dass es aufhört und schüttet ihr den Tee ins Gesicht. Die Situation spitzt sich zu, durch das Geschrei der Dame auf den noch sehr warmen Tee. Herr S. weiß jetzt bereits schon nicht mehr, dass er der Verursacher des Gezeters war und möchte nur, dass sie still ist. Da sie nicht aufhört zu zetern, will er sich aus der Situation entziehen und springt vom Stuhl auf, dieser fällt um. Die alte Dame hat sicher Angst und schreit lauter. Er wirft sein Geschirr auf den Boden. Mit dem Umherwerfen seines Geschirrs drückt er den Wunsch, nach Ruhe mit Nachdruck aus.

Wer von uns würde ähnlich reagieren? Fühlten wir uns nicht auch schon mal von jemanden genervt und hatten nur den Wunsch dieser möge sich in Luft auflösen? Menschen mit Demenz können nur noch aus dem Bauch heraus entscheiden und sind nicht mehr in der Lage logisch die Konsequenzen ihres Handelns zu bedenken.

Die Aufgabe der Pflegepersonen ist es, sie und andere Menschen vor Fehlhandlungen zu schützen. Dies setzt viel Einfühlungsvermögen und eine gute Beobachtungsgabe voraus. Kritische Situationen können dadurch im Vorfeld entspannt werden. Bereits zu Beginn der Eskalation hätte eingegriffen werden müssen. Vielleicht muss man auch genauer überlegen was der Mensch aktuell braucht und welcher Tischplatz, aufgrund seiner Persönlichkeit sinnvoll ist. Einen introvertierten Menschen zu einem extrovertierten Menschen zu setzen ist nicht immer sinnvoll. Im häuslichen Bereich ist es ähnlich. Es kann sein, dass der Mensch mit Demenz sich auf das Belegen seiner Frühstücksbrote konzentriert. Eine alltägliche Sache, jedoch für ihn sehr schwierig. Im Hintergrund läuft das Radio und nun erhält er noch Anweisungen von seiner Frau oder sie berichtet ihm von einem Telefonat mit der Tochter. Bereits dies kann die Situation eskalieren lassen.

Eine weitere Situation aus unserem Alltag zeigt, dass Beruhigungsstrategien nicht immer sinnvoll sind:

Sie haben sich fürchterlich über Ihren Chef aufgeregt. Sie fühlten sich ungerecht behandelt und ungerechtfertigt kritisiert. Dennoch haben Sie den Mund gehalten. Er ist Ihr Chef und er duldet keinen Widerspruch. Sie kommen nach Hause und erzählen noch voll erbost diese Begebenheit ihrem Partner/ ihrer Partnerin. Diese(r) hört zu und sagt zu Ihnen: „ Ist doch schon gut, beruhige Dich doch wieder."

Fühlen Sie sich jetzt verstanden? Ganz sicher nicht. Kann es sogar sein, dass Ihr Zorn sich noch steigert und Sie diesen kundtun?

Wann also fühlen wir uns verstanden?

Wenn wir die Rückmeldung erhalten, dass unser Zorn verstanden wurde, wenn vielleicht mit uns auf den Chef geschimpft wird und wenn die Spitze des Zorns weggenommen werden kann. Nach einem anschließenden Spaziergang sieht die Welt schon wieder ganz anders aus.

Wenn ständig beruhigt wird, ist der Zorn nicht aufgearbeitet. Er ist nur in eine Schublade gepackt. Irgendwann ist diese Schublade voll und nichts passt mehr rein. Dann besteht die Gefahr, dass ein kleiner Funke reicht, um einen Großbrand auszulösen.

Wir sehen, es ist nicht allzu schwer. Wir müssen uns nur darauf einlassen uns in das Gegenüber einzufühlen und uns selbst zu hinterfragen: Was hat der Mensch mit Demenz wahrgenommen, wie würde ich in dieser Situation reagieren und was würde ich mir von den Menschen um mich herum wünschen, wenn ich dement wäre?

<u>Hinterfragen Sie jede Situation, welche Aggressionen ausgelöst hat nach der möglichen Ursache!</u>

- Welche Situation löste das Verhalten aus?
- Was ist dieser Situation vorausgegangen?
- Wer war beteiligt?
- Wann tritt sie bevorzugt auf <u>und wann nicht?</u>
- Hat der Betroffene die Situation möglicherweise verkannt/ falsch wahrgenommen?
- Gab es mögliche Frustration wegen einer Tätigkeit, die der Mensch mit Demenz

nach seinem Wissen noch eigenständig durchführen können müsste?

- Fühlte sich die Person bevormundet oder „gegängelt"? Bieten Sie Ihre Hilfe so an, dass der Mensch mit Demenz nicht das Gefühl hat bevormundet zu werden. Beziehen Sie ihn in alle Entscheidungen mit ein nach dem Motto: „Er tut, Sie helfen!"
- Könnte sich die Person kritisiert oder angegriffen gefühlt haben? (Es reicht schon ein „Was haben Sie denn hier gemacht" oder „Ach Du lieber Gott")
- Konnte die Person sich verständlich mitteilen oder fühlte sie sich unverstanden?
- Waren der Person die Handlungsabläufe geläufig? Ist die Person dem Kranken vertraut?
- Gab es Verunsicherungen weil der Erkrankte ein Ereignis als plötzlich

auftretend wahrgenommen hat?
(Pflegeperson kommt und sagt: „Ich
werde Sie jetzt duschen"),

- Erschrecken durch plötzliche Geräusche,
grelle Stimmen, abrupte Bewegungen im
Umfeld
- Könnten Ängste aufgetreten sein?
- Könnte Überforderung Auslöser sein?
- Könnten körperliche Mißempfindungen
Auslöser sein? (Durst, Hunger, Schmerz,
Müdigkeit, Harn- oder Stuhldrang,
Verstopfung etc.)
- Könnten Nebenwirkungen von
Medikamenten oder auch
Halluzinationen das Verhalten ausgelöst
haben?

Alle diese Hinweise nützen aber nichts, wenn
der Betreuende nicht bereit ist, sich einzufühlen
und die Überforderungssituation zu entspannen.

Bereits der Besuch einer ihnen nicht vertrauten Person kann den an Demenz Erkrankten völlig aus der Bahn werfen. Oft stellt sich die Frage, ob man Menschen mit Demenz mit in größere Familienfeiern einbinden sollte. Das ist weder mit Ja oder Nein zu beantworten. Es gibt leider kein Rezeptbuch für alle Menschen mit Demenz, man muss im Umgang sehr kreativ sein und austesten was (noch) geht. Was heute funktioniert, kann morgen schon zu einem Problem werden.

Des Weiteren brauchen Menschen mit Demenz einen ruhigen Lotsen, der kleine Handlungsschritte vorgibt und vor allem auch Mut dazu macht und Gelingen lobt. Für Menschen mit Demenz ist nichts mehr selbstverständlich. Selbst kleinste Verrichtungen können sie nur noch mit größter Anstrengung durchführen. Zwang und Druck ist völlig indiskutabel. Auch Worte wie „du musst.." du sollst.." animieren zu Rebellion. (Bei uns übrigens auch!) Bedenken Sie auch, dass nach Anstrengungen unbedingt Ruhephasen zu gönnen sind. Nicht jeder Mensch, oder besser: die wenigsten Menschen möchten eine 24 Stunden- Aktivierung. Einfach mal da zu sitzen und die Gedanken frei laufen zu lassen, genießen wir das auch nicht selbst ab und zu?

Mitunter ist es günstiger Pflegehandlungen aufgrund von einer erhöhten Anspannung bei dem Menschen mit Demenz zu vertagen und zu einem späteren Zeitpunkt durchzuführen.

Ablenkungsstrategien bei Verhaltensbesonderheiten

Eine Interventionsmöglichkeit bei aggressiven Verhalten ist die „Ablenkung". Dazu ist erforderlich zu wissen, womit der Mensch mit Demenz sich gerne ablenken lässt.

Das kann sein mit einer bestimmten Musik und mitzusingen, mitzusummen oder einem gemeinsamen Tänzchen. Gemeinsames Singen alter bekannter Lieder entspannt Situationen, auch wenn Sie kein begnadeter Sänger sind. Dies ist auch während Pflegehandlungen möglich.

Auch bestimmte Gesprächsthemen eignen sich für Ablenkungsmanöver. Diese findet man jeweils in der Biografie des Erkrankten und sollten in der Regel mit positiven Emotionen verbunden sein. Es handelt sich hierbei um Themen, über die der an Demenz Erkrankte gerne gesprochen hat und die Sie möglicherweise schon gar nicht mehr hören mögen, weil sie die bereits auswendig kennen. Nutzen Sie diese „alten Kamellen" um abzulenken von schwierigen Situationen.

Das beste Mittel für einen Aggressionsabbau ist jedoch Bewegung! Bewegung ist wie ein Blitzableiter. Unter freiem Himmel tut das noch mal so gut. Möglichst ohne Gespräche einfach laufen und zwischendurch ein ruhiges Plätzchen zum Rasten suchen.

Und was ist mit Ihnen?

Auch Sie müssen auf sich aufpassen. Auch Ihnen muss es gut gehen, also seien Sie gut zu sich selbst!

Der Umgang mit Aggressionen ist schwer. Aggressionen schocken, machen traurig, verletzen, machen hilflos und versetzen alle Beteiligten in Aufregung.

Blinder Aktionismus ist hier wenig förderlich.

Ruhe zu bewahren ist oft in solch emotionsgeladenen Situationen sehr schwierig, dennoch sollten Sie sich deutlich machen, dass auftretende Aggressionen nicht wirklich gegen Sie persönlich gerichtet sind und dass die Aggressionen auch durch die hirnorganischen Veränderungen ausgelöst wurden.

Vielleicht lässt Sie dieses Bewusstsein etwas entspannter mit diesen schwierigen Situationen umgehen.

Menschen mit Demenz haben IMMER recht!

Diskussionen bringen absolut nichts. Sachlich und faktisch richtig zu argumentieren und logische Begründungen zu bringen warum Sie recht haben, stößt auf wenig Verständnis. Der Betroffene kann Ihre logischen Argumentationen nicht nachvollziehen. Wenn

Sie auch nicht zustimmen können, könnten Sie jedoch elegant ablenken vom Thema oder z. B. sagen „Ich weiß das jetzt nicht sicher, aber es ist auch nicht so wichtig"

Vielleicht fällt es Ihnen leichter, wenn Sie sich nachfolgende Situation verinnerlichen: Es gibt Streit mit ihrer an Demenz erkrankten Mutter. Sie haben recht und pochen darauf. Die Situation eskaliert. Sie verlassen zornig und aufgebracht die Wohnung Ihrer Mutter. Aufgeregt kommen Sie zu Hause an und erzählen Ihrem Partner was "wieder los war". Auch er findet die Situation nicht schön. Sie beide können in der Nacht nicht schlafen während Ihre Mutter bereits nach Ihrem Verlassen der Wohnung wieder vergessen hat, dass Sie da waren und tief und fest schläft. Wem also hilft all die Aufregung?

Selbstwertgefühl schenken

Sagen Sie dem an Demenz Erkrankten nicht, was er alles nicht mehr kann, loben Sie alles, was er noch kann! Ein dankbarer Blick wird Sie dafür belohnen. Unsicherheit, weil der Erkrankte keine Erfolgserlebnisse mehr hat, verstärkt das Unvermögen und führt zur Verweigerung von Handlungen, zu denen er durchaus noch in der Lage wäre.

Lassen Sie die beiden nachfolgenden Situationen auf sich wirken:

„Ach Mutti, wie sieht das hier denn schon wieder aus. Du hast doch den Schrank schon wieder ausgeräumt und überall liegt etwas herum. Hab ich nicht schon genug mit Dir zu tun?"

oder

„Ach, Du hast Deinen Schrank ausgeräumt. Möchtest Du ihn neu sortieren. Das finde ich ja Klasse. Darf ich Dir dabei helfen?"

Tun Sie dies nicht nur für Ihre Mutter, sondern tun Sie dies für sich selbst! Was glauben Sie, was weniger Zeit kostet und weniger Ärger bringt? Ausgeräumt ist der Schrank so oder so.

Es ist nicht einfach mit diesen Stresssituationen locker umzugehen, denn im Allgemeinen haben Sie ja noch ein eigenes Leben und noch andere Verpflichtungen.

In einer bestimmten Phase der Demenz räumen Frauen gerne die Kleiderschränke aus. Einräumen bekommen sie leider nicht mehr hin, das ist auch schwieriger. Ordnen und sortieren ist anspruchsvoller, als auszuräumen. Auch diese Phase wird vorbeigehen. Leider kommt dann wieder eine andere Phase, die nicht unbedingt einfacher sein wird.

Erwarten Sie nicht, dass sich plötzlich alles ändert und es Ihnen immer gelingt, die Begegnungen positiv zu gestalten. Wenn es Ihnen gelingt von bisher zehn schwierigen Situationen vier positiv zu gestalten, ist dies ein riesen Erfolg für Sie! Stellen Sie keine zu hohen Ansprüche an sich selbst! Das macht Sie nur noch unglücklicher.

Selbstwertgefühl zu schenken fördert die Basis für Vertrauen. Leider fällt es uns nicht immer leicht, Lob in Worten auszudrücken, vor allem wenn Sie selbst dies durch Ihre Eltern in Ihrer Kindheit vermisst haben. Mit Kritik sind wir im Allgemeinen schneller. Dennoch ist Lob sehr wichtig, da ein gesundes Selbstvertrauen das „Noch – Können" fördert. Andernfalls neigen Menschen mit Demenz dazu, zu resignieren und sich in absolute Handlungsunfähigkeit zurückzuziehen oder Ihnen zu unterstellen, dass Sie nur Böses im Sinn haben.

Die Biografie als Brücke im Alltag

Ein Kind kommt auf die Welt und freut sich auf das spannende Leben hier auf der Erde. Es ist klein und sehr zart. Seine Eltern freuen sich über die Geburt des Kindes. Die Eltern sind sehr fleißig, sie wollen es zu etwas bringen. Darum arbeiten sie viel und haben nur wenig Zeit für das kleine Wesen. Das Kind schreit, wenn es hungrig ist oder das Bedürfnis nach Zuwendung hat. Die Eltern hören das Schreien oft nicht zwischen all der Arbeit. Außerdem vertrat man früher die Meinung: „Eine Kind muss man schreien lassen, das kräftigt die Lungen".

Das kleine Menschlein lernte schnell, dass es nicht schreien muss. Es muss nur warten. Warten bis es Essen bekommt, und warten, bis die Eltern Zeit haben.

Das kleine Wesen bekommt ein Kindermädchen, weil die Eltern so viel zu tun haben. Von diesem bekommt es alles, was es zum Leben braucht. Nur Liebe kann es ihm nicht geben.

Das Kind wird größer und denkt: „Ich muss fordernder werden, muss einfordern, was mir zusteht" und glaubt, dass die Eltern es nicht hören. Also muss es lauter werden. Aber das funktioniert nicht wirklich. Es wird bestraft, wenn es laut ist. Das Kind fühlt sich verletzt und ist enttäuscht. Enttäuscht von den Menschen, die sie am meisten liebt. Ihm ist kalt in dieser Welt und es zieht sich ein Mäntelchen an. Das Mäntelchen heißt „Trotz". Nun fühlt es sich gewappnet gegen die Kälte um sie herum. Das Kind stellt allerhand Unfug an, um auf sich aufmerksam zu machen. Die Eltern haben ihre Not mit dem kleinen Wesen. Es macht nur Ärger und den können sie bei all ihrer Arbeit nicht brauchen.

Das Kind hat das Gefühl, dass etwas nicht mit ihm stimmt und zieht sich ein weiteres Mäntelchen an. Dieses Mäntelchen heißt „Ist mir doch egal". Jetzt fühlt sich das Kind besser. Ausgeschimpft zu werden tut jetzt weniger weh.

Jetzt hat das Kind Spaß am Leben. Es treibt Unfug und Schabernack und macht immer das Gegenteil davon, was die Eltern sagen. So erhält es wenigstens Aufmerksamkeit. Plötzlich ist es wichtig. Die Eltern kümmern sich, die Eltern sprechen mit ihm, auch wenn sie nur schimpfen. Das verletzt die kleine Seele noch immer und es zieht sich ein weiteres, ganz dickes Mäntelchen an. Dieses heißt „harte Schale". So wächst das Kind heran und wird langsam erwachsen.

Später kommt noch ein Mäntelchen dazu. Das heißt „Rebellion". Dieses Mäntelchen ist besonders schön. Dem Kind macht es Freude gegen alle Regeln und Werte der Eltern zu verstoßen. Das Mäntelchen „Trotz" hilft dabei.

Das Mäntelchen „harte Schale" schützt es bei Verletzungen und das Mäntelchen „Ist mir doch egal" bringt das schlechte Gewissen zum Schweigen.

Manchmal ist das Wesen dennoch traurig und so erfindet es noch ein Mäntelchen. Das heißt „Maske". Es hat gelernt, dass man auf dieser Welt nur fröhliche Menschen mag und es hat gelernt dass man zumindest gemocht wird, wenn man die Erwartungen anderer Menschen erfüllt. Leider hat es sich damit selbst verloren.

Wir alle haben unsere „Mäntelchen". Sie haben nur unterschiedliche Namen. Geprägt wurden wir von unseren Eltern, Großeltern, durch deren Erziehungsstil, durch Kindergärtnerinnen, Lehrer, Freunde, durch die Gesellschaft und durch ganz persönliche Erfahrungen.

Wir erarbeiten uns Konzepte für unser Leben und ziehen das jeweilig Passende für ganz bestimmte Situationen aus dem Ärmel. Genauer hinzusehen, welche Hintergründe für uns abstrakt erscheinendes Verhalten hat, ist sehr spannend.

Warum verhalten wir uns so, wie wir uns verhalten? Warum reicht mitunter ein Wort, ein Duft, eine Geste eines Menschen, um ihn als sympathisch oder unsympathisch einzustufen? Der Grund sind abgespeicherte Erinnerungen, die die jeweiligen Gefühle hervorrufen. Das alles geschieht meist völlig unbewusst.

Unsere Biografie bestimmt unser Verhalten und die Biografie des an Demenz erkrankten Menschen muss man kennen, um sein Verhalten nicht als "Verhaltensbesonderheit" oder gar "Herausforderndes Verhalten" einzuordnen.

Herr B. ist Raucher und lebt in einem Seniorenheim. Irgendwann begann er, den Mülleimer durch das Fenster zu entleeren.

Brennbares brannte er vorher an und lies es brennend aus dem Fenster fallen. Alle Hinweise auf die Gefahr belächelte er und sagte: „Was soll denn schon passieren?". Sein Verhalten war nicht zu erklären. Erst im Gespräch mit den Töchtern ergab sich die Erklärung. Sie erzählten von einer Begebenheit, die sehr lang zurückliegt. Herr B. war früher Rheinschiffer und lebte mit seiner Familie auf einem Schiff. Als die Kinder in die Schule kamen, zog die Familie um in ein Häuschen. Die Mutter schälte eines Tages Kartoffeln, öffnete das Fenster und warf die Schalen hinaus- aus reiner Gewohnheit. Das hat sie schon immer so gehandhabt, allerdings auf dem Schiff! Man entsorgte früher auf dem Schiff vieles über Bord! Was brennbar war, wurde verbrannt und über Bord geworfen.

Herr B. war in seiner Demenz wieder auf dem Schiff angekommen. Mit diesem Hintergrundwissen war das Verhalten von Herrn B. durchaus nicht mehr „auffällig".

Als Angehörige von einem Betroffenen sollten Sie verstehen, warum Sie z. B. in der Tagespflege nach der Biografie gefragt werden.

Dann werden Sie mit viel mehr Freude bereit sein, sich mit der Biografie Ihrer Mutter oder Ihres Vaters auseinanderzusetzen. Es geht hier nicht um einen Lebenslauf, sondern um einen Erlebenslauf!

Die Biografie, wertvolle Hilfe im Umgang mit Menschen mit Demenz

Es ist nicht im Sinne der Biografiearbeit von Pflegediensten, Tagesbetreuung oder stationären Einrichtungen einen „gläsernen Menschen" zu haben und Sie müssen keine Familiengeheimnisse offenbaren. Hier geht es ausschließlich darum, die ganz individuellen Bedürfnisse des an Demenz Erkrankten Menschen zu berücksichtigen, damit dieser sich respektiert und verstanden fühlt und ein entspannter Umgang möglich ist.

Name, Vorname und Mädchenname (bei Frauen)

Wichtig ist, wie der an Demenz Erkrankte anzusprechen ist. Es mitunter hilfreich den Vornamen oder Kosenamen zu nutzen, auch für Angehörige. Man muss testen, auf welchen Namen der Erkrankte positiv in welcher Situation reagiert. Das kann in intimen Situationen, wie der Körperpflege, der Kosename sein, in schwierigen Situationen aber der betont respektvolle Nachname. Für dem Erkrankten fremde Personen ist das respektvolle "Sie" Selbstverständlichkeit. Auch bei Nutzung des Vornamens!

Geburtsort

Zu wissen, wo die Wurzeln des zu Pflegenden sind, ist relevant um seine Lebensgeschichte nachzuvollziehen. Weiß man z. B., dass der an Demenz Erkrankte in Danzig geboren wurde und das um 1930, hat er die Vertreibung aus seinem zu Hause und den Verlust seiner Heimat sehr bewusst erlebt. Auch wenn er um diese Zeit in Mainz geboren wurde und dort gelebt hat, hat er möglicherweise die Bombardierung dieser Stadt miterleben müssen. Wir müssen nicht nachvollziehen können, was genau der Betroffene erlebt hat, allein schon die Vorstellung der Kriegserlebnisse und des Erlebens der bitteren Nachkriegsjahre lassen uns erahnen, welche Verhaltensmuster daraus entstehen können.

Persönlichkeitsmerkmale

Welcher Erziehungsstil wurde erlebt, welche Werte hat der Mensch mit Demenz gelebt, ist er introvertiert oder extrovertiert? Dies sind wichtige Informationen für den alltäglichen Umgang. Ein introvertierter Mensch ist auf Dauer völlig überfordert, wenn er mit sehr kommunikativen Menschen konfrontiert wird.

Legte der an Demenz erkrankte Mensch schon immer Wert auf Sauberkeit, Pünktlichkeit und ist peinlich darauf bedacht, dass in seinem Umfeld Ordnung herrscht müssen sich Angehörige und Pflegepersonen darauf einstellen. Eine Pflegekraft der mobilen Pflege kann abgelehnt werden, wenn sie nicht exakt zur vereinbarten Zeit erscheint.

Auch ist es wichtig zu wissen, wie der an Demenz erkrankte Mensch früher mit Krisensituationen umgegangen ist. Wie hat er sich bei Krankheit verhalten, hat er sich bei

Überforderung oder um Zuwendung einzufordern vielleicht in Krankheit geflüchtet? Im Allgemeinen sollten wir mehr Interesse an anderen Menschen zeigen. Verständnis kommt von Verstehen.

Hobbys, Interessen, Vereine

Hier geht es darum, gemeinsame Gesprächsthemen zu finden. Stellen Sie sich vor, Sie sind auf einer Party inmitten von Ihnen unbekannten Menschen. Wie fühlen Sie sich? Einsam und verlassen. Jetzt kommt ein Mensch auf Sie zu und spricht Sie an zu einem Thema, welches Sie interessiert und wo Sie genau Bescheid wissen. Wie fühlen Sie sich jetzt?

Diese Themen sind wichtig, um Brücken zu bauen und dem Mensch mit Demenz ein Gefühl der Vertrautheit zu vermitteln. Mit diesen Themen kann man ablenken von schwierigen

Situationen und trösten bei dem Gefühl der Einsamkeit.

Auch für die Aktivierung, das heißt für Angebote bzgl. der Freizeitgestaltung, ist Wissen um die Hobbys wichtig.

Hat der Mensch sich gerne bewegt, hat er sich gerne in der Natur aufgehalten oder hat er viel lieber seine Zeit vor dem Fernseher verbracht? War er ein geselliger Mensch oder war er gerne allein? Sie können nur die aktuelle Situation wahrnehmen, da die Demenz jedoch ein "Rückwärtsvergessen" beinhaltet, gelangen die Betroffenen in Lebensbereiche, die Angehörigen oft weniger bekannt und vertraut erscheinen. Rückwärtsvergessen heißt, die Menschen vergessen zeitlich rückwärts. Sie gehen Stück um Stück in weiter zurückliegendes Erleben und in die damit verbundenen Verhaltensmuster.

Vorlieben, Abneigungen, Gewohnheiten

Zu wissen was der Mensch mit Demenz gerne isst und trinkt, kann wertvoll sein falls Nahrung und Getränke verweigert werden. Bevorzugte Lebensmittel und Getränke anzubieten erhöht die Chance, dass der Betroffene wieder Freude am Essen und Trinken findet. Dennoch sollte man wissen, dass sich das Eßverhalten und die Vorlieben in der Demenz verändern können. Angehörige sind oft erstaunt, wenn ein Herr, der Hausmannskost immer bevorzugt hat, plötzlich ausschließlich Grießbrei mit Zimt und Zucker annimmt.

Auch die Größe der Essensportionen ist wichtig.

Geben ihm große Portionen die Sicherheit, dass es genug zu essen gibt, oder ist er bereits satt, wenn er einen Essensberg vor sich sieht und verweigert den Teller dann komplett, weil man ja nichts wegwirft?

Es sind nicht nur Vorlieben und Abneigungen rund um das Thema Essen und Trinken wichtig, sondern für alle Lebensbereiche.

Rituale geben Sicherheit

Welche Rituale wurden zelebriert? Was braucht der Mensch, um sich verstanden zu fühlen? Was braucht er z.B., um abends einschlafen zu können? Hat er Mittagsschlaf gehalten und wo? Hat er vor dem Essen ein Tischgebet gesprochen? Trinkt er z.B. nie zum Essen, sondern erst danach, weil er dies so gewohnt ist?

Mag er morgens erst einmal eine Tasse Kaffee und frühstückt gerne etwas später? Nahm er seine Medikamente vor oder nach der Mahlzeit ein?

Hat er seine Tageszeitung vor dem Frühstück oder erst danach gelesen?

Das Nichtwissen um all die individuellen Besonderheiten, hat nicht selten zur Folge, dass der an Demenz Erkrankte Unlust äußert, sich nicht verstanden fühlt und möglicherweise den Drang hat wegzulaufen. Er fühlt sich buchstäblich zum „Davonlaufen".

Gehen Sie den Tagesablauf Ihres Angehörigen in Gedanken durch und entscheiden, welche Informationen an die Pflegepersonen weitergegeben werden sollten.

Es hilft, sich vorzustellen, was man sich von den Pflegepersonen wünschen würde, um sich wohlfühlen zu können.

Brief an das Pflegepersonal

Liebes Pflegepersonal,

nun hab ich die Diagnose Demenz schriftlich. Ich habe es schon geahnt, wollte es jedoch lange nicht wahrhaben. Ich bin zerstreut und meine Zettelwirtschaft wird immer größer. Wie lange kann ich noch allein und eigenständig leben? Wie lange noch, kann ich meine Wünsche und Bedürfnisse mitteilen? Mein Wunsch ist es in ein Pflegeheim zu gehen, wenn ich meinen Alltag nicht mehr meistern kann. Meine Kinder sollen ihr eigenes Leben leben dürfen.

Ich mache mir Gedanken wie mein Leben in einem Altenheim sein wird und weil ich nicht weiß, ob ich Ihnen dann noch mitteilen kann, was mir wichtig ist, schreibe ich Ihnen diesen Brief:

Ich versuche Ihnen meine Wünsche und Bedürfnisse mitzuteilen, in der Hoffnung, dass Sie darauf eingehen und wir gut miteinander kooperieren.

Ich bin ein Mensch wie jeder andere. Mit Hoffnungen, Sehnsüchten und habe auch meine Eigenarten. Ich bin ein Mensch, der sein Leben bis zur Erkrankung gut gemeistert hat. Eigenständigkeit und Selbstbestimmung waren mir immer sehr wichtig. Wurden mir diese abgesprochen, reagierte ich mit Rebellion. Meine Eltern hatten es nicht immer leicht mit mir. Jede Art von Druck erzeugte in mir Gegendruck. Ich frage mich, wie ich in meiner Demenz auf das Gefühl von Druck regiere, wenn ich meine Hemmschwelle für soziale Normen verliere und vor allem, wie Sie damit umgehen werden. Meine größte Angst ist, dass ich dann als „verhaltensauffällig" abgestempelt und mit Psychopharmaka „mundtot" gemacht werde. Das würde ich nicht wollen und auch nicht verstehen. Vermutlich würde ich mich anfangs dagegen wehren und Ihnen die Tabletten entgegenspucken.

Die Worte „Du musst", sollten Sie im Umgang mit mir völlig aus Ihrem Wortschatz löschen, wenn Sie meine Kooperation erwarten. Ein beliebter Spruch von mir war schon immer: „Ich muss gar nix". Ich glaube auch nicht, dass sich diese Einstellung in meiner Demenz ändert.

Ich werde jetzt gedanklich durch den Tag gehen und meine Bedürfnisse für Sie erfassen.

Morgens möchte ich gerne ausschlafen. Mein ganzes Leben lang habe ich gearbeitet und war an Zwänge gebunden. Im Alter würde ich gerne etwas länger schlafen, denn ich verpasse ja nichts. Außerdem sollten Sie wissen, dass ich etwas unleidlich werde, wenn man mich weckt. Und wenn ich unleidlich sage, dann ist das noch untertrieben, denn ich werde sehr übellaunig. Ich glaube nicht, dass ich dann bereit bin, mich an der Morgentoilette zu beteiligen oder diese zuzulassen.

Leider können Sie von mir in meiner Demenz nicht erwarten, dass ich kooperiere. Denn ich sehe nur mich und meine Bedürfnisse. Allen logischen Erklärungen kann ich nicht mehr folgen und ich bin blockiert von meinem Zorn und meiner Übellaunigkeit.

Lassen Sie mich jedoch ausschlafen, und unterstützen Sie mich beim Duschen ohne (Zeit-) Druck, kommen Sie sicher gut mit mir klar.

Tägliches Duschen vor dem Frühstück ist für mich Alltagsnormalität. Manchmal habe ich zuvor eine Tasse Kaffee getrunken. Vielleicht erleichtert mir dies das wach werden. Bevorzugte Pflegemittel habe ich nicht. Aber wenn Sie mir ab uns zu einen Spritzer Chanel No 5 auflegen, gibt das mir ein Gefühl von Luxus. Ich liebe es!

Ich trage gerne bequeme Kleidung. Nichts ist schlimmer, als wenn die Jeans den ganzen Tag kneift. Da ich dann bei Ihnen zu Hause bin, wäre es schön, wenn ich mich in meiner bequemen Kleidung wohlfühlen könnte. Wie sollte ich Ihnen denn in meiner Demenz *mitteilen, dass die Hose kneift und ich mich nicht selbst aus dieser Situation befreien kann. Ein bequemer BH ist für mich äußerst wichtig!*

Ich bin kein eitler Mensch, aber meine Kleidung sollte sauber sein. Wenn Sie mich zu Veranstaltungen mitnehmen, dann wünsche ich mir schöne Kleidung. Das habe ich meist so gehalten. Röcke mochte ich übrigens nie.

Zum Frühstück esse ich gerne herzhaft. Brötchen mit Käse oder Wurst und zum Abschluss etwas Süßes – ein halbes Marmeladenbrötchen. Meinen Kaffee trinke ich schwarz! Ich trinke meinen Kaffee auch noch kalt, also räumen Sie ihn bitte nicht ab. In meiner Kindheit durfte ich zum Essen nichts trinken „damit ordentlich gegessen wird" – erst nach dem Essen gab es ein Getränk. Also wundern Sie sich nicht. Seltsamerweise habe ich dies mein Leben lang so praktiziert.

Nach dem Frühstück würde ich mich gerne wieder ins Bett legen oder im Sessel dösen. Sie müssen mich jetzt nicht „aktivieren". Im Fernsehen können Sie mir dabei gerne irgendeine Talkshow einstellen, dabei kann ich besonders gut entspannen.

Den Vormittag verbringe ich gerne in Ruhe und mit meinen eigenen Gedanken. Ich muss die vielen Leute Ihres Wohnbereiches nicht dauernd um mich herum haben. Sie müssen mich nicht integrieren, sondern ich bin gerne allein.

Auf das Mittagessen freue ich mich. Ich esse gerne. Man sieht dies auch an meiner fülligen Figur und ich hoffe Sie lassen mich nicht hungern, um mich auf einen „normalen" BMI zu bringen. Mein BMI war nie normal! Ich mag Hausmannskost, gerne Spaghetti und Hackfleischsoße, Schnitzel, Rouladen und Rotkohl, weniger mag ich zu Mittag Süßspeisen wie Pfannkuchen oder Reibekuchen. Ich weiß, in meiner Demenz kann dies ganz anders sein. Probieren Sie einfach aus, was geht.

Machen Sie meinen Teller bitte nicht zu voll. Als Kind musste ich den Teller leer essen. Nötigen Sie mich bitte nicht zum Essen! Je mehr Druck Sie auf mich ausüben, umso weniger erreichen Sie, was Sie wollen.

Jetzt wäre ein Espresso gut. Der hilft mir mich wohlzufühlen, setzt meine Verdauung in Gang und Sie machen mich damit glücklich!

Mittagsschlaf habe ich nie gehalten. Ich habe mich oft auf die Couch gelegt und habe geruht. Ruhen war für mich erholsamer, als schlafen. Für eine kuschelige Decke wäre ich Ihnen dabei dankbar.

Ob ich den Nachmittagskaffee annehme, weiß ich nicht. Ich brauchte diesen nie. Aber ich habe mitunter „zwischendurch" Lust auf eine Tasse Kaffee. Nachmittags hätte ich gerne Bespaßung! Dabei zu sitzen und andere

Menschen zu beobachten, vielleicht Kommentare abzugeben, das reicht mir. Gymnastik war nie mein Ding und ein großartiger Sänger bin ich auch nicht. Für Spaß bin ich aber immer zu haben!

Abends möchte ich gerne ein „Betthupferle" auf meinem Nachttisch haben. Auch wenn ich es nicht esse, gibt es mir ein gutes Gefühl. Wenn ich nachtaktiv sein sollte, schonen Sie das Budget meines Hausarztes. Ich brauche keine Schlafmittel. Eine Weissweinschorle füllt Flüssigkeit auf und lässt mich wunderbar schlafen, Rotwein bevorzuge ich im Winter (bitte trockene Weine). Dazu hätte ich dann aber gerne ein Glas Wasser.

Wenn Sie sich an diesen Informationen orientieren, kann ich mir vorstellen, dass wir gut miteinander auskommen. Vor allem fühle ich mich von Ihnen in meinen Bedürfnissen verstanden. Sich verstanden zu fühlen, hat auch etwas mit Wertschätzung zu tun. Ich *wünsche mir, auch wenn ich Dinge tue, die Ihnen merkwürdig erscheinen, wenn ich mein gutes Benehmen vergesse, oder wenn ich den roten Knopf an der Klingel interessant finde, dass Sie dennoch respektvoll mit mir umgehen. Ich werde mich dafür entsprechend revangieren!*

Viel Spaß mit mir!

Vielleicht mögen Sie einen solchen Brief für sich selbst schreiben? Dann wird Ihnen deutlicher, welche Informationen wichtig sind.

Verhaltensauffälligkeiten oder völlig normale Reaktionen?

Menschen mit Demenz haben aufgrund ihrer kognitiven Einbußen ihre ganz besondere Handlungslogik. Sie können oft nur noch intuitiv agieren und reagieren, weil sie auf ihr logisches Denkvermögen nicht mehr zurückgreifen können.

Haben Sie sich schon mal gefragt, wieso ein Mensch mit Demenz, wenn er in einem Altenheim untergebracht wurde, wo er seiner Meinung nach nicht sein sollte oder will, nicht einfach ein Taxi ruft und sich nach Hause bringen lässt? Kein Mensch könnte ihn davon abhalten, wenn er dazu noch in der Lage wäre. Wie würden Sie reagieren, wenn ich Sie jetzt in ein Altenheim bringe und Ihnen sage, dass Sie von nun an da wohnen? Menschen mit Demenz können keine Strategien mehr entwickeln, um sich einer unerwünschten

Situation zu entziehen. In ihren Handlungen greifen Sie auf früher erlernte Verhaltensmuster zurück wie Jammern, klagen, schimpfen, schreien, weinen oder auch drohen.

Manchmal erscheinen uns Handlungen von Menschen mit Demenz nicht nachvollziehbar und oft werden diese als Verhaltensauffälligkeiten eingeordnet.

Sind es tatsächlich Verhaltensauffälligkeiten oder vielleicht ganz normale Reaktionen auf alltägliche Situationen, die sich für Menschen mit Demenz völlig anders darstellen. Könnte es nicht sein, dass wir bestimmte Verhaltensweisen als sonderbar einordnen, nur weil wir diese nicht verstehen? Nichts ist, wie es auf den ersten Blick scheint!

Wenn wir hinter die Denkweisen von Menschen mit Demenz kommen und ihr Handeln verstehen wollen, müssen wir umdenken und gedankliche Rollenwechsel vollziehen. Es ist wichtig, nicht nur die Reaktion des Erkrankten zu beurteilen, sondern die Gesamtsituation zu betrachten.

Menschen mit Demenz können nur im Hier und Jetzt reagieren. Sie wissen nicht, was noch kommt, sie wissen nicht was eben war und haben nur die Möglichkeit zu Momentaufnahmen. Oft liegen zwischen einem Ereignis und dem Vergessen nur Sekunden. Wenn man gesund ist, kann man sich dies nur schwer vorstellen.

Frau B. wurde nachts wach, fühlte sich einsam und spielte Klavier.

Ist es verhaltensauffällig, wenn eine Frau B. nachts um 3 Uhr im Hochhaus Klavier spielt? Scheinbar ja. Ist es noch immer verhaltensauffällig, wenn man weiß, dass sie dement ist, zeitlich desorientiert, außer Klavier spielen nicht mehr viel kann und sich dadurch entspannt?

Die Nachbarn fanden das nächtliche Klavierspiel nicht so toll und beschwerten sich bei der Tochter. Diese sprach mit ihrer Mutter und bat darum, die nächtlichen Klavierspiele zu unterlassen. Die Mutter gibt sich einsichtig und verspricht, nachts nicht mehr Klavier zu spielen, tut dies aber doch. Es ist keine Boshaftigkeit, sondern sie weiß aufgrund ihrer zeitlichen Desorientierung nicht wann Nacht ist.

Beurteilen Sie nicht nur die Reaktion des an Demenz Erkrankten, sondern erfassen Sie auch was der Handlung vorangegangen ist. Es ist wichtig, dass Sie nachempfinden, was der Mensch aktuell wahrgenommen hat, und vor allem wie diese Ereignisse in seiner eigenen Welt interpretiert wurden. Nur der Blick auf das Gesamtbild, ein gedanklicher Rollenwechsel und das Nachempfinden der Wahrnehmung der Menschen mit Demenz schließt uns die Tür zu ihnen und ihrem Erleben auf.

Ein ganz normaler Tag aus der Sicht eines Menschen mit Demenz könnte folgendermaßen aussehen:

„Ein ganz normaler Tag"

Ich werde wach und frage mich, wo ich bin. Jeden Tag aufs Neue. Die Möbel kenne ich nicht und dennoch ist mir dieses Zimmer vertraut. Ich lasse meine Blicke schweifen, da ist mein Hochzeitsfoto – ach war das ein schöner Tag. Wo ist eigentlich mein Mann? Ich glaube er ist nicht mehr da. Traurigkeit steigt in mir hoch. Meine Blicke schweifen weiter. Ich schaue auf das Foto meines Sohnes. Wie stolz ich auf ihn bin. Er ist ein guter Junge.

Eine junge Frau betritt das Zimmer und wünscht mir freundlich einen „guten Morgen". Sie kommt mir bekannt vor, ich kenne jedoch ihren Namen nicht. Ich bin so vergesslich geworden. Früher hatte ich ein sehr gutes Namensgedächtnis und sprach alle Stammkunden in meiner Bäckerei mit dem Namen an. Heute ist alles anders. Die junge Frau erinnert mich daran, dass es Zeit wird aufzustehen. Ich setze mich auf die Bettkante und weiß schon nicht mehr, wie es weiter geht. Ich schau die junge Frau hilflos an.

Sie gibt mir Hilfestellung und begleitet mich ins Bad. Ich wusste nicht mal, dass hinter dieser Tür ein Badezimmer ist. Was ist nur mit mir los?

Mich macht diese Vergesslichkeit zornig und gereizt. Die junge Frau sagt mir, was ich tun soll. Als ob ich das nicht selbst wüsste. Da kommt so ein junges Ding und will mir erzählen, dass ich mich waschen soll. Ich komme mir bevormundet vor und zische ihr zu „Das weiß ich selbst". Dann stehe ich aber vor dem Waschbecken und weiß nicht, wie es weiter geht.

Wo ist denn die Seife? Die junge Frau reicht mir eine Flasche und drückt oben auf ein Hähnchen und da tropft eine blaue Flüssigkeit auf meinen Waschlappen. Früher sah meine Seife anders aus. Der ganze moderne Kram macht mich ganz verrückt. Irgendwann ist dann die Morgentoilette geschafft und ich bin angezogen. Jetzt bin ich völlig fertig. Die junge Frau ist noch immer da und sagt, ich soll in die Wohnküche gehen. Ja wo war die noch mal? Wo bin ich überhaupt?

Ich gehe aus der Tür des Zimmers und stehe auf einem langen Flur. Viele Türen! Ich öffne eine davon und schau hinein. Da schreit mich ein alter Mann an „Raus"! Was für ein Benehmen. Ich habe nicht die Zeit, ihm meinen Missmut zu bekunden, weil ich die Flucht ergreife. Er drohte mir mit seinem Stock. Ich will weg – nach Hause. Hier fühle ich mich bedroht, unsicher, und ich weiß nicht, wohin ich soll. Eine weitere Türe zu öffnen trau ich mich nicht.

Eine ältere Frau kommt freundlich auf mich zu, hakt sich bei mir unter und spricht mich mit meinem Namen an. Sie kennt mich. Endlich mal jemand, der mich kennt.

Ich sage ihr, dass ich nicht weiß, wohin ich gehen soll, und ich frage sie, ob sie mir den Weg nach Hause zeigen kann. Sie sagt ich soll erst mal frühstücken. Das klingt gut. Sie begleitet mich in einen Raum, wo schon einige Menschen sitzen. Ich bekomme einen Platz angeboten und mir werden frische Brötchen und duftender Kaffee hingestellt. Kaffee tut jetzt gut.

Ich mache mir Sorgen, als ich feststellen muss, dass ich meine Handtasche nicht dabei habe. Darin ist meine Geldbörse. Ich kann also den lecker duftenden Kaffee nicht bezahlen. Was mach ich nur? Ich stehe auf, aber bevor ich den Raum verlassen kann, ruft eine Dame mir zu, ich soll mich wieder auf meinen Platz setzen und frühstücken. Na wenn die es sagt, ich frühstücke. Wie gut das war.

Ich würde jetzt gerne noch etwas schlafen und stehe auf. Ich muss mein Bett suchen und verlasse den Raum. Wieder die vielen Türen. Ich geh nach Hause. Da kenn ich mich aus und weiß, wo mein Bett steht. Nach Hause? Wo ist das und wie komme ich da hin? Ich frage eine junge Frau, die geschäftig an mir vorbeiläuft. Sie dreht sich kurz um und antwortet: „Sie sind doch hier zu Hause. Sie wohnen doch jetzt hier", und geht weiter.

Was hat sie gesagt? Ich wohne jetzt hier? Sie muss sich irren. Ich laufe weiter. Ich komme mir vor wie in einem Irrgarten. Türen und kein Ausgang. Irgendwie war ich schon mal hier und ich laufe weiter. Ich gerate fast in Panik. Mir geht die Luft aus und ich habe immer noch keine Lösung für mein Problem gefunden. Ich rufe laut „Hallo, kann mir jemand helfen?" – immer und immer wieder. Endlich kommt jemand.

Den jungen Mann kenne ich, irgendwoher. Er erscheint mir wie mein Retter in der Not und das sage ich ihm auch. Er freut sich und hakt sich bei mir unter. Ich bitte ihn, mich nach Hause zu bringen. Er schüttelt bedauernd den Kopf und sagt „Leider kann ich hier nicht weg. Ich muss noch etwas arbeiten, aber später sehen wir mal, was wir für Sie tun können." Das verstehe ich. Pflichtbewusstsein ist wichtig. Er lädt mich ein, an der Gymnastikrunde teilzunehmen, und ich wäre dumm, wenn ich ihn aus den Augen verlieren würde. Er ist meine Rettung. Also lass ich ihn nicht vom Haken!

Die Gymnastikrunde ist lustig. Es macht Spaß, den Luftballon hin und her zu schubsen. Das bringt viele Erinnerungen. Ich sehe mich als Kind mit einem Luftballon spielen. Luftballons waren sehr rare Artikel in meiner Kinderzeit. Ich muss lachen. Denn plötzlich platzt der Ballon und einige der Anwesenden kreischen laut. Ein neuer Ballon wird aufgepustet. Jetzt fällt mir mein Sohn ein. Auch er hatte viel Freude am Spiel mit Luftballons. Ich frage den jungen Mann, ob er weiß, wo mein Sohn ist. Er antwortete, dass mein Sohn sicher arbeiten ist, so fleißig wie er ist und so gut wie ich ihn erzogen habe. Das freut mich und ich bin beruhigt. Ich bin stolz auf meinen Sohn. Er ist ein guter Junge.

Ich stehe auf und will gehen. Der junge Mann bittet mich noch zu bleiben. Ich würde ihm den Gefallen gerne tun, wenn ich nicht dringend zur Toilette müsste. Aber ich sag ihm das nicht, ich trau mich nicht – er ist doch ein Mann.

Also bin ich wieder auf der Suche und wieder Türen und nichts als Türen. Langsam wird es eng. Ich treffe eine ältere Dame und frage sie nach der Toilette. Sie schaut stumm durch mich hindurch und reagiert nicht. Menschen gibt's. Ich reg mich über diese Unhöflichkeit auf und gehe weiter.

Nun bekomme ich Schweißperlen auf der Stirn. Und dann ist es passiert. Ich fange an zu weinen. Was ist aus mir geworden? Ich will nach Hause. Nach Hause, wo ich mein Bett finde, wo mir der Weg zur Toilette vertraut ist, wo mein Sohn mich findet und wo mich die Nachbarin besucht, die Tränen laufen unaufhaltsam.

Eine junge Frau kommt auf mich zu und versucht mich zu trösten. Sie schaut an mir herunter und mir wird ganz heiß. Jetzt fliegt`s auf! Ich erkläre ihr, dass ich mich in irgendwas Nasses gesetzt haben muss, und tue völlig unbeteiligt.

Ich bitte sie, mir zu zeigen, wo ich frische Kleidung herbekomme. Sie erzählt mir, dass sie sich auch schon auf eine nasse Bank gesetzt habe und wie unangenehm das war. Rasch habe ich saubere und vor allem trockene Kleidung an und bitte die junge nette Frau, mich nach Hause zu begleiten. Sie ist so freundlich und lädt mich noch zum Mittagessen ein. Das ist doch richtig nett. Und diese Einladung nehme ich gerne an. Sie zeigt mir, wo ich Platz nehmen darf, und ich bekomme ein leckeres Essen. Jetzt bin ich aber müde. So richtig satt und müde. Die junge Frau kommt wieder und fragt mich, ob ich ein Mittagsschläfchen halten möchte. Als ob sie es gerochen hat. Sie begleitet mich in ein Zimmer, welches mir irgendwie vertraut vorkommt. Da ist mein Hochzeitsbild. Wo ist eigentlich mein Mann? Und da ist das Bild meines Sohnes. Er ist ein guter Junge!

Ich schlafe ein und träume von vergangenen Zeiten.

Ich werde wach und frage mich, wo ich bin. Immer wieder. Die Möbel kenne ich nicht und dennoch ist mir dieses Zimmer vertraut. Ich lasse meine Blicke schweifen, da ist mein Hochzeitsfoto – ach war das ein schöner Tag. Wo ist eigentlich mein Mann? Ich glaube er ist nicht mehr da. Traurigkeit steigt in mir hoch. Meine Blicke schweifen weiter. Ich schaue auf das Foto meines Sohnes. Wie stolz ich auf ihn bin. Er ist ein guter Junge.

Ich habe keine Ahnung, wie spät es ist. Ist es Abend oder Morgen? Ich fühle mich zeitlos, haltlos, ziellos, mutlos und verzweifelt.

Ich bleibe am besten im Bett. Hier fühle ich mich sicher und geborgen. Gedanken kommen und gehen, sie fliegen davon, um wieder in meinem Kopf einzudringen. Aber nur Bruchstücke. Ich bekomme vieles in meinem Kopf nicht mehr geordnet, ganz gleich wie ich mich bemühe. Was ist nur los mit mir?

Eine junge Frau kommt ins Zimmer und fragt mich, ob ich zum Nachmittagskaffee komme. Aha, es ist Nachmittag. Gut zu wissen. Ich frage sie, ob sie mir sagen kann, wo ich die Cafeteria finde. Sie schaut mich etwas verständnislos an, bietet mir jedoch an, mich dahin zu begleiten.

Ich stehe auf und zupfe meine Kleidung zu Recht. Alles muss schnell gehen, sonst ist die nette junge Frau möglicherweise wieder weg. Ob ich noch mal nach der Toilette frage? Ich tue es einfach. Sie öffnet eine Tür in dem Zimmer – ich wusste nicht, dass dort eine Toilette ist. Gut zu wissen!

Der Nachmittagskaffee ist lustig. Es laufen mir sehr vertraute „Ohrwürmer" im Radio. Ich singe den „kleinen grünen Kaktus" lautstark mit. Ich habe großen Spaß. Ein Mann an meinem Tisch schreit „Ruhe"! Was geht mich der Mann an und ich singe weiter. Ich lass mir meinen Spaß nicht verderben.

Plötzlich streichelt mir jemand sanft über den Rücken. Ich drehe mich um und schaue in das Gesicht eines stattlichen Mannes, der mir seltsam vertraut vorkommt. Er begrüßt mich mit den Worten: „Hallo Mutter" – es ist mein Sohn!

Glückseligkeit erfüllt mein Herz. Jetzt ist alles gut, obwohl ich ein klein wenig irritiert bin. Ich hatte ihn ganz anders in Erinnerung. Er ist erwachsen geworden und ich habe es nicht bemerkt. Wie seltsam. Aber er tut mir gut. In seiner Nähe fühle ich mich geborgen und sicher. Wir gehen spazieren. Ich freue mich über die Blumen und die Sonne, die meine Nase kitzelt. Er erzählt mir von Menschen, die ich kennen sollte, aber von denen ich nichts mehr weiß. Meine Vergesslichkeit. Aber ich tue so, als ob ich bestens bescheid weiß. Er soll sich keine Sorgen machen. Er hat genug um die Ohren. Er ist ein guter Junge.

Er bringt mich zurück in den Raum mit den anderen Menschen. Ich flehe ihn an, mich mit nach Hause zu nehmen. Ich klammere mich an ihn. Er sagt mir, dass ich jetzt hier wohne. Ich lasse resigniert die Arme hängen. Ich sehe Traurigkeit und Schmerz in seinen Augen. Er verabschiedet sich und geht.

Geschirr klappert und ich werde gefragt, ob ich helfe, die Tische einzudecken. Die Damen sind sehr freundlich. Es wäre unhöflich, nicht zu helfen, denn sie haben so viel zu tun. Ich lege Servietten auf jeden Platz. Es macht mir Freude. Früher hatte ich auch oft Gäste und alle haben sich bei mir wohlgefühlt. Ein Lächeln stiehlt sich in mein Gesicht. Ich sehe in meinen Gedanken viele vertraute Gesichter am Tisch bei uns zu Hause sitzen. Ich war eine gute Gastgeberin, eine fleißige Hausfrau und eine gute Mutter. Wo ist mein Sohn? Warum kommt er nicht? Ich habe große Sehnsucht nach ihm. Hab ich ihn doch so lange nicht gesehen. Ich frage eine der Damen nach ihm. Sie sagt, er sei doch heute hier gewesen. Und wieso hat er sich bei mir nicht gemeldet? Wieso ist er gegangen, ohne mich zu besuchen?

Nach dem Abendessen weiß ich mal wieder nicht, wie es weitergeht. Ich frage nach. Eine junge Frau fragt mich, ob ich in mein Bett möchte. *Mein Bett? Ich habe hier ein Bett? Na wenn dem schon so ist, kann ich mich auch ein wenig darin ausruhen. Ich bitte diese Frau, mir das Bett zu zeigen.*

Sie bringt mich in ein Zimmer, von dem sie sagt es sei mein Zimmer. An der Tür steht sogar mein Name. Im Zimmer entdecke ich noch eine Tür mit einem Hinweisschild „Toilette- WC" und einem netten Bildchen – das gibt mir ein gutes Gefühl.

Die Möbel kenne ich nicht und dennoch ist mir dieses Zimmer vertraut. Ich lasse meine Blicke schweifen, da ist mein Hochzeitsfoto – ach war das ein schöner Tag. Wo ist eigentlich mein Mann? Ich glaube er ist nicht mehr da. Traurigkeit steigt in mir hoch. Meine Blicke schweifen weiter. Ich schaue auf das Foto meines Sohnes. Wie stolz ich auf ihn bin. Er ist ein guter Junge.

Auch im eigenen „zu Hause" fühlen sich Menschen mit Demenz oft nicht mehr daheim.

Wenn der Hilfebedarf zunimmt

Die Demenzerkrankung schreitet fort und irgendwann ist für den Erkrankten der Alltag ohne Hilfen nicht mehr zu bewältigen.

Sie fragen sich, wie lange „es" noch zu Hause geht. Dies ist nicht so einfach zu beantworten. Erst wenn Eigen- oder Fremdgefährdung vorliegt, sollten Maßnahmen zur Sicherheit des an Demenz Erkrankten und seinem Umfeld ergriffen werden.

Demenz und Teilnahme am Strassenverkehr

Ein großes Problem sind Autofahrer mit Demenz. Wann ist es Zeit das Auto still zu legen oder den Führerschein abzugeben? Und welcher ältere Herr tut dies gerne und freiwillig? Die Abgabe des Führerscheines schränkt die Mobilität und somit die Autonomie ein. Da ab einem bestimmten Grad der Demenz der Hilfebedarf oder eigenes Unvermögen nicht mehr realistisch wahrgenommen werden kann, sind Menschen mit Demenz nur schwer davon zu überzeugen, das Auto nicht mehr zu benutzen.

Eine Tochter berichtete davon, dass ihr Vater nun endlich das Autofahren aufgegeben hat. Im Kofferraum des Autos fand sie dann einen Karton mit vielen unterschiedlichen Farbsprühdosen. Die Tochter meinte, dass ihr Vater die von ihm touchierten Autos vermutlich selbst repariert hat.

Dieser Herr scheint bemerkt zu haben, dass für ihn das Autofahren zunehmend problematisch wird und konnte sich rechtzeitig entscheiden, sein Auto abzugeben. Oft jedoch fehlt diese Einsicht. Was kann man tun? Erst einmal sollte man frühzeitig versuchen den an Demenz Erkrankten davon zu überzeugen, dass es Zeit wird den Führerschein abzugeben und gleichzeitig Hilfen zur Mobilität anbieten.

Ein weiterer Weg führt über den Hausarzt, von welchem man sich attestieren lassen kann, dass das Autofahren unter dem Aspekt der Gefährdung von Leib und Leben eingestellt werden muss. Über das regionale Ordnungsamt ist eine Stilllegung eines Fahrzeuges möglich. Die Praxis sieht meist anders aus. Mitunter erhält man die Auskunft, dass keine Handlungsmöglichkeit besteht, so lange nichts passiert ist.

Selbstgefährdung beginnt da, wo der an Demenz Erkrankte Gefahren nicht mehr erkennen bzw. abschätzen kann.

Mobile Hilfsangebote

Wenn der Hilfebedarf zunimmt, gibt es mobile Hilfsangebote wie „Essen auf Rädern", mobile Pflegedienste oder Tagesbetreuung. Auch der Einsatz ausländischer Pflegekräfte wird von manchen Angehörigen als Möglichkeit gesehen das Elternteil weiter in seiner häuslichen Umgebung belassen zu können. Ob diese Entscheidung gut oder weniger gut ist, ist abhängig von der Persönlichkeit und vor allem von den Sprachkenntnissen der jeweiligen Pflegekraft, wie nachfolgende Situationsbeschreibung zeigt.

Die Tochter von Frau L. bat um Rat, weil es mit ihrer Mutter zunehmend im häuslichen Bereich Probleme gibt. Sie schreit um Hilfe, will nach Hause und verlässt das Haus. Wenn die Tür zugesperrt wird, klettert sie auf das Fensterbrett und ruft aus dem Fenster heraus um Hilfe. Auch stand sie schon auf der Straße, hielt Autos an, bat die Fahrer, sie nach Hause zu bringen. Diese waren dann sehr erstaunt, da die alte Dame die Adresse angab, wo sie sich aktuell befand. Das Haus, in welchem sie lebte, war auch ihr Elternhaus.

Bei einem Hausbesuch ergab sich nachfolgende Situation: Frau L. saß in einem bequemen Sessel am Fenster und schaute hinaus auf die Straße. Die Pflegekraft war eine sehr nette, aber recht kühl wirkende Frau. Sie bot mir sofort einen Platz und ein Getränk an. Frau L. beobachtete genau, was um sie herum geschah. Ich wiederum beobachtete die Interaktion der beiden. Dann kam Besuch und auch dieser wurde durch die Pflegekraft bewirtet.

Ich versetzte mich gedanklich in die Lage der alten Dame und deren mögliche aktuelle Wahrnehmung. Sie fühlte sich vermutlich selbst als Besuch, keinesfalls aber als Hausherrin. Sie nahm eine andere Frau wahr, die Besuch bekommt und diesen bewirtet. Es ist also ihr Besuch! Die fremde Frau agiert, als ob es ihr Haus ist, sie ist Gastgeberin, putzt das Haus, kocht in der Küche- also müssen wir im Haus dieser fremden Frau sein. Durch diese Schlussfolgerung glaubt die alte Dame sich auf den Weg machen zu müssen, um ihr zu Hause zu suchen. Und genau das tat sie mit Nachdruck!

Es war klar, dass die Irritationen der alten Dame durch das Verhalten der Pflegekraft ausgelöst wurden. Wenn die alte Dame das Gefühl haben soll „daheim" zu sein, muss die Pflegekraft die Wohnsituation eindeutig gestalten und sich verhalten wie eine Bedienstete, nicht wie die Hausherrin. Es reicht nicht, Frau L. in den Sessel zu setzen um sie „aus den Füßen zu haben", damit sie in Ruhe die Arbeit verrichten kann. Sie muss mit einbezogen werden in alle Entscheidungen. Sie muss gefragt werden ob es recht ist, wenn jetzt die Fenster ihres Hauses geputzt werden. Sie muss gefragt werden, was die „Angestellte" für sie kochen soll, vielleicht kann man gemeinsam den Einkaufszettel schreiben. Frau L. braucht neben dem Einbeziehen in Entscheidungen vor allem Nestwärme und ein Gefühl der Geborgenheit.

Nur wenn der alten Dame signalisiert wird, dass sie die Hausherrin ist, dass sie bestimmt, was in ihrem Haus geschieht, wird sie auch zu Hause sein.

Die Pflegekraft wurde nachfolgend durch eine andere Pflegekraft ersetzt. Die Weichen wurden neu gestellt und durch das einfühlsame Handeln der neuen Pflegekraft sowie einen sehr warmherzigen Umgang mit der alten Dame hat diese ihr zu Hause gefunden.

Die sprachliche Barriere ist eine nicht zu unterschätzende Hürde bei der Betreuung von Menschen mit Demenz durch nicht deutschsprachige Pflegekräfte. Wenn das

Sprachverständnis durch die Demenz ohnehin schon beeinträchtigt ist, ist ein Akzent oder die reduzierte Ausdrucksmöglichkeit der Pflegekraft nicht hilfreich. Gute Sprachkenntnisse in der Heimatsprache des zu Betreuenden und ein Grundwissen über das Krankheitsbild Demenz sollten Voraussetzungen für die Wahl der Pflegeperson sein, falls man sich für diesen Weg entscheidet.

Als Tochter die Pflege und Betreuung der Mutter zu übernehmen, ist ebenfalls nicht immer einfach. Eine konfliktbeladene Mutter-Tochterbeziehung macht es für beiden Seiten schwierig.

Als Mutter von der Tochter kritisiert zu werden, ist in den Augen einer Mutter eine absolute Unverschämtheit, dabei spielt es keinerlei Rolle ob gerechtfertigt oder nicht. Einsicht oder Verständnis von Seiten der Erkrankten ist nicht zu erwarten. Abwehrverhalten bis hin zu Aggressionen sind unter dem Aspekt des

Verlustes der Hemmschwelle bei Demenz völlig verständlich und nachvollziehbar.

Stellen Sie sich vor, dass Ihre Tochter zu Ihnen zu Besuch kommt, Sie freuen sich über den Besuch und statt einen guten Tag zu wünschen, fragt diese Sie , in von Ihnen empfundenen vorwurfsvollem Ton,: „Mutti, wie siehst Du denn schon wieder aus, Du hast doch immer noch den verschmutzten Pullover an". Wie würden Sie sich dabei fühlen? Und wie würden Sie möglicherweise darauf reagieren? Oder wie würde es Ihnen dabei ergehen, wenn Ihre Schwiegertochter bei Ihnen erscheint und ohne um Erlaubnis zu bitten, beginnt Ihre Wohnung zu putzen?

Hilfen zuzulassen, setzt die Erkenntnis des Hilfebedarfs voraus.

Alle Ratschläge, wie Sie mit Menschen mit Demenz umgehen sollten sind nur bedingt hilfreich, wenn Sie sich nicht in die spezielle

Handlungslogik der Menschen mit Demenz einfühlen können. Mitunter genügt es schon, sich vorzustellen, wie man sich selbst fühlen würde, unter dem Aspekt nichts von einem Hilfebedarf zu wissen.

Es spielt keine Rolle, ob ein Hilfsangebot gut gemeint ist, oder notwendig. Informieren Sie sich in jedem Fall rechtzeitig über mobile Hilfsangebote in Ihrer Region.

Beratungsstellen

Vielerorts gibt es Beratungsstellen. Dort erhalten Sie Unterstützung im Umgang mit der Erkrankung, können sich über mobile Hilfsangebote und unterschiedliche Wohnformen erkundigen sowie zu Themen wie Pflegeversicherung und Vorsorgevollmacht. Diese Beratungen sind kostenlos und unabhängig von irgendeiner Mitgliedschaft.

Angehörige sind bei einer Demenzerkrankung innerhalb der Familie immer auch Betroffene. Die Pflege und Betreuung an Demenz erkrankter Angehöriger ist auf Dauer nicht allein zu leisten.

In einer Selbsthilfegruppe können Sie Erfahrungen austauschen, sich gegenseitig unterstützen und dabei (erste) Schritte zur Lösung Ihrer Probleme finden. Sie haben die Möglichkeit im geschützten Rahmen über sich und Ihre aktuelle Situation zu sprechen und sich mit den Hintergründen auseinanderzusetzen.

Eine angeleitete Selbsthilfegruppe ist günstiger, da eine Fachkraft vor Ort ist welche die Gruppe unterstützt und fachkompetent berät und begleitet.

Die **Inhalte** des Gruppentreffens bestimmen die Teilnehmer selbst und ergeben sich aus den jeweils aktuell aufgetretenen Problemen im Umgang mit ihren an Demenz erkrankten Angehörigen.

Das gemeinsame Gespräch, der Austausch von praktischen Tipps, Anregungen und Erfahrungen mit professionellen Helfern vor Ort können den alltäglichen Umgang mit dem an Demenz erkrankten Angehörigen sehr erleichtern.

In der Gruppe kann frei über Probleme gesprochen werden!

- Man tauscht seine eigenen Erfahrungen in der Pflege/ im Umgang mit unseren Angehörigen aus
- Man teilt diese Erfahrungen und die zusammenhängenden Probleme mit
- Man hilft einander
- Man hört einander zu

- Man gibt und bekommen Halt und Unterstützung, indem über aktuelle Konfliktsituationen gesprochen wird
- Man sammelt neue Energien und man lacht auch gemeinsam über lustige Alltagssituationen

Dieses Angebot sollte unabhängig und kostenfrei sein

Den aktuellen Hilfebedarf ermitteln

Eine Ist-analyse zur Erfassung der aktuellen Situation ist wichtig, dabei sollten Sie sich nie auf die Aussagen des Menschen mit Demenz verlassen.

Vielleicht helfen Ihnen dabei nachfolgende Fragen:

<u>Werden Medikamente zuverlässig und regelmäßig eingenommen?</u>

Das finden Sie heraus, indem Sie die Tabletten in den Verpackungen zählen und überprüfen, ob die nach einer Woche verbrauchte Menge mit der ärztlichen Verordnung übereinstimmt. Oder Sie richten die Wochendosis in eine Dosette und kontrollieren, ob alle Medikamente nach Ablauf der Woche aufgebraucht sind. Das sichert jedoch nicht die korrekte Einnahme. Hier besteht die Möglichkeit einen mobilen Pflegedienst zu beauftragen, um die

Medikamenteneinnahme abzusichern. Dies hat den zusätzlichen Effekt, dass Präsenz, zumindest einmal am Tag vor Ort ist. Beantragen Sie die Kostenübernahme bei der Krankenkasse.

Ist die Versorgung mit Lebensmitteln/ Getränken gewährleistet?

Wie viel wird getrunken oder gegessen? Können Flaschen noch geöffnet werden? Können Wurstverpackungen geöffnet werden? Wie ist der Gewichtsverlauf? Hier muss man genauer hin sehen und die „Kontrollen" sehr sensibel durchführen. Keinesfalls darf der Betroffene sich „kontrolliert" vorkommen. Spielerisch damit umzugehen, ist oft besser. Z. B. *„Ich habe mir die Hand irgendwie verletzt, kannst Du mir bitte mal die Flasche öffnen?"*

Werden möglicherweise verdorbene Lebensmittel zu sich genommen?

Schauen Sie bitte immer in den Kühlschrank und auch nach verschimmeltem Brot. Für die heute pflegebedürftige Generation war es eine Schande Lebensmittel wegzuwerfen und oft kaufen Menschen mit Demenz noch „alt vertraute Mengen" zur Versorgung der ganzen Familie ein. Da bleibt es nicht aus, dass Lebensmittel nicht aufgebraucht werden und verderben. Haben sie doch vergessen, wann sie die einzelnen Lebensmittel gekauft haben. Auch hier ist es gut zu fragen, ob man vorübergehend eine Flasche zum Kühlen in den Kühlschrank stellen darf – das ist besser als das Gefühl der Kontrolle.

Wie ist die Körperpflege gesichert?

Dabei ist nicht relevant, welchen Maßstab für Körperpflege man für sich selbst setzt. Hier geht es lediglich um das Erkennen von gesundheitlichen Beeinträchtigungen aufgrund mangelnder Körperhygiene.

Wie verhält sich der an Demenz Erkrankte im Straßenverkehr/ außerhalb der Wohnung?

Wird die Wohnung in witterungsgerechter Kleidung verlassen? Welche Wege werden benutzt, findet der Betroffene sich noch in seiner Umgebung zurecht oder kamen schon Anrufe aus der Nachbarschaft, dass Ihr Elternteil hilflos umherirrend aufgefunden wurde? Wie ist das Verhalten beim Überqueren der Straße? Können Entfernungen noch objektiv eingeschätzt werden? Ist ein Ortungssystem vielleicht angebracht? Die Verwendung von Ortungssystemen wird in den Medien widersprüchlich bewertet. Dennoch kann es den an Demenz erkrankten Menschen davor schützen zu kalter Jahreszeit im Freien zu erfrieren. Hier geht es nicht um Kontrolle, sondern der Schutz des Menschen steht im Vordergrund.

Gibt es in der Wohnung Gefahrenquellen, die es auszuschalten gilt?

Sollte man den Herd abklemmen? Sind Stolperfallen zu beheben? Wie ist der Umgang mit Treppen? Schauen Sie sich in der Wohnung um und überprüfen Sie was zu einem Problem werden kann und welche Möglichkeiten es gibt, die Wohnung zu sichern.

Wenn mobile Hilfen oder die Hilfen durch die Familie nicht mehr ausreichen

Unterstützung durch die Familie ist wünschenswert für die Betroffenen. Oft jedoch sind diese Hilfen nur bis zu einem bestimmten Punkt möglich. Jeder Mensch hat ein Recht auf ein eigenes Leben und auf Selbstbestimmung.

Was nun, wenn die Eltern zunehmend mehr Hilfen benötigen als man als Kind leisten kann oder will?

Man kann seinen Beruf nicht so einfach aufgeben und in der Regel hat man seine eigene Familie, eigene Interessen und Hobbys an denen man hängt. Und das ist gut so. Meist ist man selbst nicht mehr die oder der Jüngste wenn die Eltern pflegebedürftig werden und dann seinen Beruf für die Betreuung der Eltern aufzugeben ist schwierig. Man weiß dass es ab einem gewissen Alter schwer ist, einen neuen Job oder einen Wiedereinstieg zu finden. Hier besteht unter gewissen Voraussetzungen die Möglichkeit mit dem Arbeitgeber eine Vereinbarung über eine zeitweise Freistellung für die Pflege und Betreuung Angehöriger zu treffen.

Überlegung einer vollstationären Unterbringung

Überlegungen einer vollstationären Unterbringung der Eltern stellen alle Kinder vor ein großes Problem. Man kann sich die eigenen Eltern nicht in einem Pflegeheim vorstellen.

Manchmal haben Töchter irgendwann ihren Eltern versprochen für sie im Alter da zu sein. Diese kommen dann, wenn der Zeitpunkt gekommen ist, in große Nöte. Als man das Versprechen gab, waren die Konsequenzen dieses Versprechens nicht abzusehen und Pflegebedürftigkeit weit entfernt.

Das schlechte Gewissen plagt nun entsetzlich, weil man über eine Heimunterbringung nachdenkt. Man schaut sich möglicherweise unterschiedliche Heime an und kann sich nicht wirklich vorstellen, den Vater oder die Mutter dort zu sehen.

Sie durchleben schwere innere Konflikte. Auf der einen Seite können sie die Pflege und Betreuung zu Hause nicht mehr leisten und auf der anderen Seite sehen sie ihre Eltern, die sich strikt weigern in ein Altenheim umzuziehen. Die Eltern ziehen alle Register, von Drohungen bis vermitteln eines schlechten Gewissens. Sie reden von abgeschoben werden und davon was sie alles für die Kinder getan haben. Kinder werden als undankbar beschimpft und hören, dass sie sich schämen sollten. Diese Situationen spielen sich in zahlreichen Familien ab.

Ein Altenheim ist weniger schrecklich, als es in unserem Köpfen ist. Alten- heim- was assoziieren wir mit Alter und was mit Heim? Wie würden wir uns fühlen, wenn das Altenheim z. B. „Seniorenwohnanlage" heißen würde? Die Reaktionen der alten Menschen im Altenheim sind völlig unterschiedlich. Während sich einige nie damit abfinden können in einem Altenheim zu leben, berichten andere, dass es ihnen noch nie so gut ging wie in dem Heim. Soziale Kontakte und Service rund um die Uhr. Ob sich ein alter Mensch in einem Altenheim wohl fühlt, ist nicht nur von der Qualität des Heimes abhängig, sondern auch von seiner Persönlichkeitsstruktur. Wer schon immer ein unzufriedener Mensch war, wird dies auch im Altenheim sein und auch da viele Kritikpunkte finden.

Menschen mit einer fortgeschrittenen Demenz gehen selten freiwillig in ein Altenheim. Einerseits spielt die Angst vor Veränderungen dabei eine große Rolle, andererseits sind sie ja davon überzeugt allein zu Recht zu kommen.

Sollten Sie sich also irgendwann, wenn auch schweren Herzens, dafür entscheiden, Ihre Eltern in einem Altenheim unterzubringen, wählen Sie dieses klug aus und bereiten Sie den Umzug gut vor, denn wenn es Ihren Eltern in einem Heim gut geht, dann geht es auch Ihnen gut.

Die Auswahl des Altenheimes

Nach welchen Kriterien Sie das zukünftige zu Hause Ihres Angehörigen auswählen sollten, ist davon abhängig, was Ihr Angehöriger für sich selbst braucht. Hören Sie nicht nur auf die Fakten, wenn Sie sich auf die Suche nach einem geeigneten Platz machen. Erzählen kann man Ihnen viel, machen Sie sich selbst ein Bild und hören Sie auf „Ihren Bauch".

Hausbesichtigung

Vereinbaren Sie eine Hausbesichtigung und schauen Sie sich dabei das Umfeld an. Können Sie sich vorstellen, dass Ihr Vater oder ihre Mutter sich da wohl fühlen? Wie verhalten sich die Bewohner und wie gehen die Mitarbeiter mit Ihnen um? Fühlen Sie sich von der Heimleitung gut beraten?

Schauen Sie sich auch die Bewohner an, sehen sie gepflegt aus oder sitzen die Bewohner noch mittags mit dem Kleiderschutz vom Frühstück da oder haben sie gar klebrige Finger (geben Sie einem Bewohner die Hand und begrüßen Sie ihn) oder haben die Bewohner noch mittags mit Marmelade verschmutzte Gesichter? Haben Sie das Gefühl von Sauberkeit in der Einrichtung? Mit Sauberkeit ist nicht Sterilität gemeint! Empfinden Sie die Umgebung wohnlich?

Einige wichtige Fragen als Hilfestellung:

- Dürfen eigene Einrichtungsgegenstände mit umziehen? (Sollte dies nicht möglich sein nehmen Sie Abstand, denn nur vertraute Dinge im Umfeld geben ein Daheimgefühl)

- Gibt es ein hausinternes Konzept für die Betreuung von Menschen mit Demenz
- Gibt es ein Präsenzmilieu, das heißt ist immer jemand bei den Bewohnern vor Ort?
- Wie ist der Tagesablauf?
- Welche Aktivierungsangebote gibt es für Menschen mit Demenz?
- Gibt es tagesstrukturierende Angebote?
- Werden die Bewohner in den Tagesablauf einbezogen? (z.B. Vor- und Nachbereitung der Mahlzeiten)
- Dürfen die Menschen selbstbestimmt leben?
- Dürfen Sie sich als Angehöriger in die Pflege und Betreuung mit einbringen?

Ihnen fallen sicher noch viele Fragen ein. Haben Sie Mut und erwarten Sie, dass sich Zeit für Sie genommen wird.

Dennoch werden die Tage vor dem Umzug für Sie nicht einfach sein. Auch damit müssen Sie sich auseinandersetzen. Wie jedoch Ihr Angehöriger letztendlich auf die Heimunterbringung reagiert ist nie vorauszusehen. Es ist unmöglich erahnen zu können, was alles passieren könnte, denn am Ende kommt alles ganz anders als befürchtet oder erhofft.

Der Umzug in ein Seniorenheim steht bevor

Jetzt haben Sie sich für eine Heimunterbringung entschieden. Das schlechte Gewissen bohrt, auch wenn Ihr Kopf sagt, dass es nicht anders geht. Hier soll Ihnen Mut gemacht und Ihnen ein Stück das schlechte Gewissen genommen werden. Es gibt Menschen, für die ist es richtig und gut, ihre Eltern zu pflegen und es gibt Menschen, die können und wollen dies nicht und auch das ist in Ordnung. In vielen Köpfen ist der soziale Druck präsent für die Eltern im Alter da sein zu müssen. Wie viele der Angehörigen haben von Nachbarn und Bekannten den Vorwurf gehört: „Was, du hast Deine Mutter ins Pflegeheim abgeschoben?" Wo waren diese Bekannten oder Nachbarn, als Sie sich kümmerten? Haben diese Sie unterstützt? Lassen Sie sich kein schlechtes Gewissen machen. Für was Sie sich auch immer entscheiden, es ist Ihre Entscheidung und sie ist für SIE genau richtig. Es ist schön, wenn alte Menschen so lange wie möglich in ihrer gewohnten Umgebung bleiben können, aber wenn die Pflege und Betreuung nicht mehr gesichert werden kann ist ein Umzug auch in Ordnung. Auch Altenheime sind nicht mehr so, wie sich die alten Menschen diese vorstellen. Wie oft muss man über Aussagen alter Menschen mit Demenz schmunzeln, die klar vermitteln, wie die Altenheime von ihnen wahrgenommen werden. Eine an Demenz erkrankte Dame sagte einmal: *"Also, das Hotel hier ist richtig gut. Die Mitarbeiter sind freundlich und das Essen köstlich. Nur mit dieser Reisegruppe verreise ich nie mehr. Die Leute sind komisch."*

Altenheime haben heute eher Hotelcharakter, als dass sie an die früheren Alten- und Siechenheime oder an Krankenhäuser erinnern. Natürlich ist dies abhängig vom jeweiligen Konzept und dem persönlichen Engagement der Leitung und Mitarbeiter. Auch bei einer stationären Unterbringung in einem guten Heim dürfen Sie noch für Ihre Lieben da sein.

Wie können Sie die Eingewöhnung unterstützen?

Gestaltung des neuen Zuhause

Gestalten Sie das neue Zuhause mit so vielen persönlichen Elementen wie möglich. Setzen Sie dazu nicht Ihre Maßstäbe. Überlegen Sie, was Ihrem Angehörigen wichtig wäre. Was Ihm wichtig ist, muss nicht gleich dem sein, was Sie als wichtig betrachten. Kaufen Sie keinen tollen neuen Ledersessel, sondern bringen Sie den alten, bequemen und vor allem vertrauten Sessel mit in das neue zu Hause.

Denken Sie auch daran, dass es gut tut, seine Familie um sich zu haben. Das kann sein in

Form von Fotos oder Erinnerungsstücken. Hier noch einige Möglichkeiten:

- die gewohnte Kuscheldecke
- das vertraute Sofakissen
- die selbst gehäkelte Tischdecke
- Wandteller
- Nippes
- Zinnbecher
- Briefmarkenalben
- Selbst gebaute Modellschiffe/ Modellautos
- Puppen, Eisenbahn etc.

Also alles, woran das Herz Ihres Angehörigen hängt- seine Erinnerungen.

Stellen Sie sich selbst einmal die Frage, was Ihnen wichtig wäre, wenn Sie in ein Heim umsiedeln würden. Machen Sie sich eine Liste, dann werden Sie im Herzen wissen, was Ihr Angehöriger braucht!

Nun werden Sie sich fragen: „Wie sag ich´s meinem Kinde bzw. meinem Elternteil oder Partner?" Die Antwort ist nicht einfach. Es gibt kein Rezept, keinen Fahrplan bei einer Demenzerkrankung. Genau das macht es so schwierig. Aber lügen Sie nicht! Man kann auch etwas verschweigen, ohne zu lügen. Menschen mit Demenz haben ein unglaubliches Gespür dafür, wenn sie belogen werden. Sagen Sie, dass Sie erst einmal etwas Erholung brauchen und dass die Heimunterbringung eine Zeit notwendig ist. Lassen Sie den geplanten Zeitraum nach hinten offen. Zu sagen: „Im Moment bist Du hier gut untergebracht und ich kann mich etwas erholen." wäre eine gute Alternative, oder: „Ich kümmere mich darum, aber so schnell geht das nicht" auch: „ Bleib heute mal noch hier und morgen müssen wir mal weiter sehen".

Also seien Sie kreativ! Setzen Sie den Zeitpunkt zu weit weg, dann gibt es vielleicht kein Halten mehr und die Gefahr der "Weglauftendenz" steigt. Sagen Sie dass „es jetzt so ist" – kann dies die Situation ebenfalls eskalieren lassen. Nutzen Sie die Demenz – denn morgen ist die Antwort auf die Frage von heute meist bereits vergessen.

Gestalten Sie das Zimmer zeitnah. Am besten schon vor Einzug. Fürchten Sie sich nicht vor der Frage „Wie, ich denke ich soll hier nur eine Zeit bleiben?" – seltsamerweise fragen Menschen mit Demenz dies (fast) nie. Sollte diese Frage doch kommen, sagen sie ganz gelassen: „Wir möchten, dass Du Dich hier auch in der kurzen Zeit ein Stück wie zu Hause fühlst und die Sachen sind auch schnell wieder zusammengepackt."

Wird das Zimmer nicht mit persönlichen Dingen ausgestaltet, kommt Ihr Angehöriger da nie an.

Ihr Angehöriger wird Ihnen dennoch sehr oft sagen, dass er nach Hause möchte. Das müssen Sie leider aushalten. Die Frage nach dem "nach Hause gehen" wird nach und nach seltener.

Erarbeitung einer Biografie

Sie kennen Ihre Eltern/ Ihren Partner, ihre Reaktionen und Eigenarten. Sie kennen ihre Bedürfnisse, Hoffnungen und Wünsche. Die Pflegekräfte jedoch wissen von all dem nichts!

Wie sollen sie mit Ihrem pflegebedürftigen Angehörigen umgehen, wenn sie nichts über ihn wissen? Vielleicht ist auch eine Beschreibung in Form einer "Bedienungsanleitung" für die Mitarbeiter der Pflege eine gute Idee. Wie haben Sie zu Hause die Morgentoilette gestaltet, was ist dabei zu beachten? Was kann der an Demenz Erkrankte noch, wobei braucht er wie Hilfe. Wie wurden die Mahlzeiten gestaltet und was hat er bevorzugt gegessen und getrunken? Womit hat er sich selbst beschäftigt? Welche Rituale hat er gelebt? Zum Beispiel: Zeitung lesen nach dem Frühstück, Tischgebet, Mittagsruhe im Bett oder auf der Couch? Wann ist er zu Hause aufgestanden, wann ins Bett gegangen? Was braucht er für einen erholsamen Nachtschlaf? Mag er ein Nachtlicht, offenes Fenster oder lieber einen dunklen Raum und geschlossene Fenster. Alle Informationen sind wichtig und erleichtern die Eingewöhnung.

Der Tag der Heimaufnahme

Nun ist es so weit. Mutti zieht um in das Heim. Ich kann nicht mehr. Die letzten Monate haben mich ausbluten lassen. Ich bin selbst am Ende meiner Kräfte. Mutti wurde zunehmend schwieriger, mein Mann nur noch am meckern, weil ich keine Zeit mehr für ihn habe, meine Kinder am Schimpfen, weil sich alles nur noch um Mutti dreht und für meine Enkel bleibt schon gar keine Zeit mehr. Jetzt ist Schluss. Ich muss jetzt an mich denken, denn es dauert nicht mehr lange und meine Familie kann mich in der Klapsmühle besuchen.

Das Heim ist ein gutes Heim. Ich denke ich habe es gut gewählt. Und doch habe ich Bauchweh. Bauchweh mehr noch als ich es von meinen Prüfungsängsten kenne. Ich weiß, es geht nicht anders und doch fühle ich mich schuldig.

Möge dieser Tag rasch vorbei gehen!

Mutti habe ich gesagt dass wir einen Ausflug machen- sie hat mich ganz seltsam angesehen, ist aber dann in das Auto eingestiegen. Freiwillig war sie nicht bereit umzuziehen, also musste ich sie überlisten und fühle mich nun doppelt schlecht. Ich könnte heulen.

Nun sitzt Mutti im Foyer des Heimes, ich muss noch einige Formalitäten erledigen. Ich sehe ein

Häufchen Elend neben einem großen Koffer sitzen und fühle mich wie der übelste Verräter dieser Welt. Mutti schweigt- sie sieht mich nur an und schweigt. Das ist schlimmer als wenn sie mit mir schimpfen würde. Ich versuche zu erklären, sie schaut mich nur schweigend an. Ich sehe Tränen in ihren Augen. Ich halte das nicht mehr aus. Und hier geht es irgendwie nicht vorwärts- ich will nur noch weg und darum motze ich die Sekretärin an, die eben ihre Frühstückspause beendet hat. Ich frage sie, wieso man uns hier so lange sitzen lässt, und mein Ton scheint sie zu verwundern. Sie entschuldigt sich und begleitet uns auf den Wohnbereich. Mutti schweigt. Ich erledige schnell das, was zu erledigen ist und fluchtartig verlasse ich das Heim. Ich kann nicht mehr. Ich fahre an den Waldrand, stelle das Auto ab und heule und schreie. Ich weiß nicht wie viel Zeit vergangen ist, ich fahre nach Hause. Mein Mann empfängt mich mit den Worten: „Und, wie war´s?" – falsche Frage zum falschen

Zeitpunkt- ich explodiere und er bekommt meinen ganzen Frust ab. Ich setze mich stumm in den Sessel und frage mich, was Mutti jetzt wohl macht, was sie denkt und was sie fühlt... diese Gedanken lassen mich nicht los. In der Nacht habe ich Albträume.

Nicht nur für den Menschen mit Demenz ist der Umzug in ein Altenheim eine Katastrophe. Angehörige berichteten von diesem Tag als dem schwersten Tag im Leben. Aber auch dieser geht vorüber. Lenken Sie sich mit irgendetwas ab, auch wenn Sie keine wirkliche Freude daran haben. Seien Sie gewiss, dass Ihrem Angehörigen im Heim nichts Schlimmes geschieht.

Die ersten Tage in einer fremden Umgebung werden von Menschen mit Demenz als sehr schwierig erlebt. Sie verlieren förmlich den Boden unter ihren Füßen. Die Erde hat sich aufgetan und sie haben das Gefühl in einem großen schwarzen Loch zu ertrinken. Die Reaktionen sind entsprechend ihren gelebten Strategien in Krisensituationen.

Frau H. wurde von ihrem Sohn gebracht, weil sie nicht mehr allein in ihrer Wohnung bleiben konnte. Sie lief im Winter nur spärlich bekleidet in Hausschuhen aus dem Haus und fand nicht immer zurück. Der Sohn bekam Druck von Nachbarn und Bekannten der Mutter. Er solle sich gefälligst um seine Mutter kümmern. Nun ist das ja auch nicht so einfach. Was wenn man weiter weg wohnt oder noch berufstätig ist oder sich aus gesundheitlichen Gründen nicht rund um die Uhr kümmern kann?

Frau H. kam ins Heim und der Sohn ertrug die Fragen und das traurige Gesicht seiner Mutter nicht und verließ das Heim direkt wieder.

Frau H. verstand die Welt nicht mehr. Sie weigerte sich, ihre Jacke auszuziehen, und weinte. Sie klammerte sich an Mitarbeiter, die sie bat sie wieder nach Hause zu bringen, sie schimpfte und jammerte und zog alle ihr zur Verfügung stehenden Register.

Selbst in der Nacht weigerte sie sich, sich auszuziehen und ins Bett zu legen. Sie drohte mit Selbstmord und sagte sie werde vom Balkon springen.

Das muss man auch als professionelle Pflegekraft erst einmal aushalten. Man fühlt sich hilflos und schafft es nicht zu trösten.

Die Reaktion von Frau H. ist völlig normal. Weiß sie doch nichts von ihrer Hilflosigkeit und ihren Ausflügen ohne zurückzufinden. All das hat sie schon längst wieder vergessen. Sie hat nur noch Angst. Sie ist in einer ihr fremden Umgebung, mit Menschen, die sie nicht kennt und weiß nur, dass sie im Moment hier nicht sein will.

Aufgrund ihrer Demenz war Frau H. jedoch nicht mehr in der Lage sich aus dieser für sie Angst machenden Situation zu befreien. Dazu hätte sie Lösungsstrategien entwickeln müssen, die ihr jedoch nicht mehr zur Verfügung standen.

Die Ausgestaltung des Zimmers von Frau H. mit vielen persönlichen Dingen hat zu einer entscheidenden Wende beigetragen. Sie hatte dann ein Stück das Gefühl daheim zu sein um sich herum, was ihr Sicherheit gab und erzählte viel über die Bilder in ihrem Zimmer und einzelne Gegenstände. Tagsüber suchte sie sich ihre Lotsen aus und heftete sich an dessen Fersen. Sie erzählte auch jedem, dass sie wieder nach Hause gehen würde. Diese Annahme wurde nie in Frage gestellt. Irgendwann war das nach Hause gehen kein Thema mehr.

Auch das gibts....

Frau B. ging zur Kurzzeitpflege in ein Heim, weil die Tochter sich mit ihrer Familie einen Urlaub gönnte. Frau B. fühlte sich schnell sehr wohl und beschäftigte sich mit Hausarbeit und half mit, wo sie nur konnte. Bereits nach wenigen Tagen sagte sie, dass sie gerne bleiben würde. Sie würde ja gebraucht. Je näher die Rückkehr der Familie kam, umso unruhiger und unglücklicher wurde diese alte Dame. Sie bat alle und jeden sie in ihrem Wunsch im Heim bleiben zu dürfen der Tochter gegenüber zu unterstützen.

Frau B. blieb. Die Tochter war überglücklich, dass ihre Mutter selbst diese Entscheidung getroffen hatte, denn sie hatten gehofft, dass sie sich im Heim einlebt und sie bleiben kann.

So unterschiedlich können die Reaktionen sein.

In der Regel leben sich die Menschen schneller ein, als geglaubt. Sie haben das Recht um ihr verlorenes zu Hause zu trauern, sie haben das

Recht zu schimpfen und zu weinen. Sie haben das Recht zu drohen und verzweifelt zu sein, denn dies alles gehört zur Verarbeitung der neuen Situation.

Geben wir ihnen einfach was sie brauchen-ZEIT.

Wie es Ihnen als Angehörige mit der Heimunterbringung geht, ist jeweils abhängig, mit welchem Gefühl dies verbunden ist. Haben Sie das Gefühl Ihre Mutter/ Ihr Vater fühlt sich wohl? Dies wiederum ist davon abhängig, wie Mitarbeiter mit den unterschiedlichsten Situationen und ihrem Angehörigen umgehen.

Herr A. kam aus einem Altenheim, in welchem er nicht wirklich zu Recht kam. Sein sonderbares Verhalten brüskierte andere Bewohner. Diese fühlten sich in ihrer Ruhe gestört und beschwerten sich zunehmend bei der Leitung des Hauses. Da dieses Haus keinen ausgewiesenen Bereich für Menschen mit Demenz hatte, wurde den Angehörigen geraten für ihren Vater eine besser geeignete Unterbringungsmöglichkeit zu suchen.

Herr A. zog also noch einmal um. Es war ein hagerer Mann mit einer fortgeschrittenen Demenz und einer massiven Laufunruhe. Er lief bis zur totalen Erschöpfung, setzte sich kurz hin um nach wenigen Minuten wieder aufzustehen und weiter zu laufen. Sein Essen musste ihm „fliegend", das heißt während des Laufens gereicht werden. Ab und zu jodelte er und klopfte während des Laufens auf Tische, an Schränke oder die Rücken der Bewohner. Diese reagierten entsprechend aufgebracht.

Dass eine Veränderung der Umgebung für einen Menschen mit Demenz eine Katastrophe bedeutet, ist uns schon klar gewesen und wir hofften, dass die Zeit auch etwas Ruhe in das Verhalten dieses Mannes bringt. Er wurde engmaschig durch Mitarbeiter des Sozialdienstes und zusätzliche

Betreuungskräfte begleitet, die sich jedoch schnell mit der Unruhe von Herrn A. überfordert fühlten. Dazu kam noch die Angst der Mitarbeiter, dass Herr A. sich durch seine nicht seltenen Stürze irgendwann massiv verletzt. Auch Protektoren geben nur eine relative Sicherheit.

Nach einem 3 wöchigen Krankenhausaufenthalt mit einer Dauerfixierung kam Herr A. ins Heim zurück. Er hatte fast 6 kg an Gewicht verloren und war sehr schwach. Er setzte sich während des Laufens auf imaginäre Stühle und fiel dann auf den Rücken. Nach vielen kleineren Blessuren wurde eine Fixierung zu seiner Sicherheit angeregt. Fixierungen sollten nicht sein. Das Team und auch die Angehörigen sahen keinen anderen Ausweg mehr. Die Genehmigung wurde ohne Probleme angesichts der massiven Selbstgefährdung vom Gericht erteilt. Nur das Team war nicht glücklich damit.

In einer Fallbesprechung wurde im Team die Möglichkeiten der „Entfesselung" von Herrn A., sowie die Betreuung während der Fixierung diskutiert.

Herr A. wurde locker in einem bequemen Pflegerollstuhl fixiert und in unmittelbarer Nähe der Präsenzkraft platziert. Diese reichte ihm permanent Fingerfood und Getränke. Herr A. nahm dies alles gerne an. Auch bekam er sehr viel Zuwendung in Form von Rückenmassage, Streicheln und oft wurde er in den Arm genommen. Er genoss diese Aufmerksamkeit und Zuwendung sichtlich.

Gemeinsam mit dem Team und den Angehörigen wurde überlegt, was man tun kann damit Herr A. seinen Bewegungsdrang weiterhin ausleben kann und er wurde in einem „Seniorenwalker" mobilisiert. Ein Seniorenwalker ist ein „Gehfrei" für Senioren. Die Handhabung desselben hatte Herr A. schnell gelernt und lief von nun an damit über den Wohnbereich. Manchmal hatte er Einparkprobleme, aber da engmaschig nach ihm geschaut wurde, bekam er immer schnell Hilfe.

Zu beobachten war, dass es Mitarbeiterabhängig war ob und wie lange Herr A. im Walker mobilisiert wurde. Während eine Mitarbeiterin ihn den ganzen Tag darin mobilisierte, meinte eine andere, dass es Herrn A. im Pflegerollstuhl besser gehe und mobilisierte nicht.

Teamwork ist gerade auf einem Demenzbereich von großer Wichtigkeit. Immer das Gleiche tut gut. Also wurde der Tagesablauf von Herrn A. gemeinsam geplant. Er wurde in den Walker mobilisiert, erhielt jedoch geplante Ruhephasen im Pflegerollstuhl mit seiner Lieblingsbeschäftigung – Essen und viel Zuwendung. Damit war eine Kontinuität im Tagesablauf gesichert. Der Tag war für Herrn A. strukturiert, er konnte seinen Bewegungsdrang *ausleben ohne sich selbst zu überfordern, erhielt gezielte Ruhephasen (zwischen den Mahlzeiten) und der Erfolg sprach für sich.*

Herr A. hatte wieder zugenommen und zeigte deutliche Anzeichen von Freude in Form von in die Hände Klatschen und Blickkontakt mit einem strahlenden Lächeln und er sprach wieder kleine aber gut verständliche Sätze in tiefsten Meenzer Platt, welche auch zur Situation passten wie: „Ei, bleib doch mal do!", „Wo gehste hin?", „Wo kommschdn her?", reichte den Trinkbecher und sagt „Leer"....

Er klatschte vor Freude in die Hände, wenn es Mittagessen gab, er durfte eigenständig essen, wurde dafür gelobt und hatte während der Stunde, die diese Aktion dauerte, eine Betreuungskraft, die seine Nahrungsaufnahme begleitete und liebevoll kleine Hilfestellungen anbot.

Für die Mitarbeiter und Herrn A. war dies ein langer Weg. Aber der Erfolg sprach für sich.

Herr A. wurde angenommen und ist angekommen!

Die Demenz schreitet fort und Pflegekräfte müssen sich auf ständig wechselnde Situationen einstellen und Kreativität zeigen. Eine Phase geht vorüber, andere kommen. Nicht immer ist es leicht, den Einzelnen nicht aus dem Blick zu verlieren und dennoch ist es für eine ganzheitliche Betreuung unabdingbar sich immer wieder selbst zu hinterfragen und genauer zu beobachten ob der Mensch nicht etwas ganz anderes braucht als bisher.

Angehörige und ihre Wahrnehmung

Sie als Angehörige sind wertvolle Hinweisgeber und von guter Zusammenarbeit können alle Beteiligten profitieren.

Bedenken Sie jedoch auch, dass Sie nur kleine Einblicke bekommen, die Sie nie als Grundlage für eine objektive Meinungsbildung nehmen sollten. Angehörige geben unterschiedliche Rückmeldungen. In der Regel kommen Angehörige immer um die gleiche Zeit. Liegt diese Zeit so, dass dies die einzige Zeit der Mitarbeiter für eine Tasse Kaffee zwischendurch ist, bekommen Sie den Eindruck: „Die sind nur am Kaffee trinken."

Kommen Sie zu einer Zeit, in der die Mitarbeiter viel zu tun haben, bekommen Sie den Eindruck dass „die Armen" nur am Rennen sind.

Eine Angehörige berichtete, dass sie beobachtet habe wie eine Bewohnerin ihr

Mittagessen hingestellt bekam und sie nichts davon aß. Dann kam eine Mitarbeiterin und fragte, ob sie nichts essen möchte und die Bewohnerin verneinte. Die Mitarbeiterin räumte den Teller ab. Das fand die Angehörige ganz schrecklich. Sie verband mit dieser Situation auch Ängste, dass mit ihrer Mutter ähnlich umgegangen wird, wenn sie nicht da ist. Auf Nachfragen stellte sich diese Situation völlig anders dar. Die Bewohnerin hat lange geschlafen und erst gegen 10 Uhr gefrühstückt. Das Frühstück zog sich bis 11 Uhr hin. Für die Mitarbeiter war klar, dass diese Bewohnerin eine Stunde später keinen Hunger haben konnte und stellte den Teller in den Küchenbereich, um ihn eine Zeit später wieder aufzuwärmen und erneut anzubieten. Direkt nachfragen wäre hier gut gewesen. Durch das zeitnahe Ansprechen von Unsicherheiten können viele Irritationen vermieden werden.

Sprechen Sie Dinge, die Sie geändert oder geklärt haben wollen, nicht mit „irgendwem" im Team ab, sondern wenden Sie sich direkt an die Wohnbereichsleitung. Diese sollte immer Ihr Ansprechpartner sein. Sollten Sie mit der Wohnbereichsleitung nicht vorankommen, wenden Sie sich an die Pflegedienstleitung und dann an die nächst höhere Instanz, die Einrichtungsleitung.

Werden Ihre berechtigten Kritiken auch dort nicht ernst genommen, können Sie sich an den Träger der Einrichtung oder auch an die Heimaufsicht wenden. Überlegen Sie jedoch gut, ob Ihre Sicht nicht möglicherweise aus einem schlechten Gewissen wegen der Heimunterbringung entstanden ist, Ihre Sicht einseitig oder Ihre Erwartungen an ein Heim nicht überzogen sein könnte.

Bleiben Sie fair!

Vergessen Sie bitte nicht, dass andere Bewohner auch Angehörige haben, die sich Sorgen machen und an Pflegepersonal ihre Forderungen stellen.

Emotionale und intuitive Wahrnehmung bleiben erhalten

Menschen mit Demenz spüren intuitiv, was um sie herum geschieht und in welcher Gemütsverfassung das Gegenüber sich befindet. Somit reagieren sie auch intuitiv und spontan auf Situationen, die sie mit dem Verstand nicht mehr erfassen, verarbeiten oder steuern können, die sie aber immer noch emotional bewegen.

Menschen mit Demenz sind vor allem in der letzten Lebensphase zunehmend auf Begleitung und Zuwendung angewiesen. In dieser Phase brauchen sie sehr einfühlsame Menschen, die aus der Gestik, Mimik und Lautäußerungen ihre Bedürfnisse und Wünsche erkennen, interpretieren und darauf reagieren. Ein Mensch mit Demenz hat sehr oft ein großes Bedürfnis nach körperlicher Nähe, auch wenn er diese sein Leben lang nie zugelassen hat. Viele Angehörige sind damit überfordert. Es kommen Erinnerungen, wo sie sich in den Kindertagen nach der körperlichen Nähe der Mutter sehnten, die diese Nähe jedoch nie zugelassen hat oder nie zulassen konnte. Alte Verletzungen können bei nahen Angehörigen wieder präsent werden. Es ist wichtig, diese Konflikte mit den Angehörigen aufzuarbeiten. Wie wichtig diese Arbeit ist, schildert eine Angehörige wie folgt:

„Der Umgang mit meiner Mutter in der Demenz war schwer. Es gab Zeiten, da hatte ich das Gefühl sie zu hassen. Ich hatte immer das Gefühl meine Mutter mag mich nicht, weil sie mich oft sehr lieblos behandelt hat. Die Demenz ließ alte Wunden neu aufbrechen und das schmerzte unglaublich. Dennoch wollte ich für sie da sein. Heute kann ich meine Mutter von ganzen Herzen in den Arm nehmen und bin unglaublich froh darüber. Ich weiß nicht, ob ich damit hätte leben können, wenn sie gestorben

wäre, ohne das Gefühl mich mit ihr versöhnt zu haben. Manchmal habe ich meine Mutter gebeten noch nicht zu sterben, weil ich noch Zeit brauchte. Wenn meine Mutter heute gehen möchte, ist dies für mich in Ordnung".

Versöhnung

Versöhnung ist für beide Seiten wichtig denn der Tod ist entgültig. Danach ist nichts mehr zu regeln. Versöhnung heißt nicht, alles was war für gut zu befinden. Versöhnung heißt, mit dem was jetzt ist ohne schlechtem Gefühl leben zu können. Auch wenn es ganz schwer fällt, kann es ein „aufeinanderzugehen" geben. Vielleicht hilft die Vorstellung, den Menschen von dem, was er tut oder getan hat, zu trennen. Wir lieben unsere Kinder, trotzdem finden wir nicht alles toll, was sie tun, aber wir lieben sie dennoch. Gut wäre es, wenn uns dies in Bezug auf andere Menschen ebenfalls gelingen würde. Das ist wahre Nächstenliebe.

Tun Sie es für sich selbst. Zorn oder gar Hass tut nie gut und einen Menschen zu hassen heißt auch ihm Macht über sich selbst zu geben. Fragen Sie sich, ob Sie dies wirklich wollen.

Menschen mit Demenz in der letzten Lebensphase

Das Buch „Ein Bett mit Aussicht" von Birgit Mai, erschienen im Kiener Verlag gibt viele wertvolle Hinweise für die Begleitung von Menschen mit Demenz in der letzten Lebensphase. Es zeigt, wie man mit wenig Aufwand und personellen Ressourcen die Lebensqualität von immobilen Menschen deutliche verbessern kann.

Abschied von Menschen mit Demenz

Menschen mit Demenz scheinen in ihrer letzten Lebensphase meist völlig in ihrer eigenen Welt zu leben. Sie können sich oft nicht mehr verbal mitteilen, darum kann man nicht sagen, was wirklich in ihnen vorgeht. Manchmal hat man den Eindruck der Mensch ist schon gegangen, bevor der Körper stirbt. Dem ist jedoch nicht so. Sterbende Menschen realisieren durchaus, wenn eine ihnen vertraute Person sie sanft streichelt.

Künstliche Ernährung

Besondere Konflikte zwischen medizinischer Notwendigkeit und Patientenwohl kann die Entscheidung für oder gegen eine Magensonde bei Schluckstörungen oder Nahrungs-verweigerung sein. Die Nahrungsaufnahme bei Schluckstörungen ist sehr zeitaufwendig und mitunter wird zu schnell zu einer Magensonde geraten. Hier sollten zuvor alle anderen Möglichkeiten wie hochkalorische Kost, Mittel zum Andicken von Flüssigkeiten etc. ausgeschöpft werden.

Man muss sich auch die Frage stellen: „Will der Mensch nicht mehr essen, oder kann er nicht mehr essen?" Logopäden können unterstützen dies herauszufinden. Ebenso sollte ein Facharzt hinzugezogen werden.

Es gibt Studien in denen nachgewiesen wurde, dass eine Magensonde durchaus sinnvoll sein und zur Steigerung der Lebensqualität beitragen kann. Bei Menschen mit Demenz im fortgeschrittenen Stadium ist dies etwas anders. Hier ist dies nicht nachgewiesen. Dazu besteht noch die Gefahr, dass Menschen mit Demenz sich die Zuleitungen der Magensonde entfernen, da sie den Sinn von Fremdkörpern an ihrem Körper nicht mehr verstehen oder tolerieren.

Macht es also Sinn, eine Magensonde zu legen, wenn man während der Laufzeit der Nahrung oder der Flüssigkeit den Menschen fixieren muss? Welcher Preis muss dafür gezahlt werden und wer bezahlt diesen Preis? Was würde der Betroffene sich wünschen? Angehörige wissen dies oft, benötigen jedoch Unterstützung bei diesen Entscheidungen.

In einer solchen Beratungssituation muss man also immer auf den Einzelfall schauen. Es gibt keine pauschalen Entscheidungshilfen. Man sollte auf den Menschen schauen und hinterfragen durch Beobachtung, ob dieser noch Freude am Leben hat (auch wenn es nur flüchtige Augenblicke sind). Nimmt er Kontakt zu Angehörigen oder Pflegepersonal auf, lächelt er oder zeigt er auf irgendeine Weise noch Teilnahme an seinem Umfeld. Zeigt er noch Wünsche und Bedürfnisse. Oder hat er sich bereits ausgeblendet und zeigt keine Reaktionen mehr auf äußere Einflüsse.

Es ist gut Angehörigen die aktuelle Situation des Betroffenen zu erläutern, die Möglichkeiten und die damit verbundenen Konsequenzen zu verdeutlichen und zu fragen, was sie glauben, was sich der Betroffene in dieser Situation gewünscht hätte.

Meist finden Angehörige dann den richtigen Weg. Der Hausarzt kann hier ebenfalls bei der Entscheidungsfindung unterstützen.

Schmerztherapie - „ Die Würde des Menschen ist unantastbar" (Grundgesetz)

Alle Menschen haben den Wunsch, in ihrer Sterbephase möglichst wenig zu leiden und schmerzfrei zu sterben. Schmerzfreiheit ist kein Anspruch, sondern ein Recht! Trotzdem kommt es immer wieder vor, dass Menschen mit Demenz zu wenig Schmerzmittel erhalten, weil sie Schmerzen nicht mehr äußern können. Werden immer wieder lautes Schreien, Wimmern, verkrampfte Haltungen, Apathie oder Unruhe wahrgenommen, sollte die Möglichkeit von Schmerzen in Erwägung und entsprechende Maßnahmen eingeleitet werden. Menschen mit Demenz können Schmerzen oft nur auf ihre spezielle Art ausdrücken. Manche auch über Singen, so suspekt das auch klingen mag. Schalten Sie in jedem Fall einen Palliativmediziner ein.

Das Wort „palliativ" stammt sich dem lateinischen Wortschatz und beinhaltet pallium = der Mantel, bzw. palliare = mit dem Mantel bedecken, umhüllen.

Palliativmedizin - nach WHO

(Quelle: http://www.palliativ-portal.de/Definitionen 13.11.2013 11:25 Uhr)

„Palliativmedizin ist ein Ansatz zur Verbesserung der Lebensqualität von Patienten und ihren Familien, die mit den Problemen konfrontiert sind, die mit einer lebensbedrohlichen Erkrankung einhergehen, und zwar durch Vorbeugen und Lindern von Leiden, durch frühzeitiges Erkennen, gewissenhafte Einschätzung und Behandlung von Schmerzen sowie anderen belastenden

Beschwerden körperlicher, psychosozialer und spiritueller Art."

Los lassen können

Es ist schwer einen geliebten Menschen zu verlieren. Es ist schwer sich mit dem Tod auseinanderzusetzen. Jeder Mensch geht anders mit derartigen Situationen um. Einige verdrängen diese Gedanken oder versuchen (sich) zu trösten mit „Das wird schon wieder". Der Tod gehört zum Leben. In unserer Kultur ist der Tod oft noch immer ein TABU- Thema. Alte Menschen setzen sich jedoch mit dem Tod intensiver und viel öfter auseinander, als man sich das, als jüngerer Mensch, vorstellen kann. Mitunter äußern alte Menschen auch den Wunsch über die Beerdigungsformalitäten zu sprechen. Leider wird in den seltensten Fällen darauf eingegangen. So bleibt bei dem alten Menschen immer die Sorge etwas ungeklärt zu haben.

Es ist schwer den Tod zu akzeptieren.

Ein menschenwürdiger Abschied

Die letzte Lebensphase des Menschen mit Demenz ist gekennzeichnet von dem Gefühl, dass alle Energie aus dem Körper des Menschen gewichen ist. Er scheint in sich ruhend, schläft viel und strahlt oft eine große Zufriedenheit aus.

An der Welt um ihn herum nimmt er noch teilweise teil, viel öfter scheint der Mensch weit weg zu sein. Es gibt kurze Phasen von Wachheit und auch völliger Klarheit. Augenblicke die sehr wertvoll für Angehörige sein können.

Aber es gibt auch unruhige Phasen verbunden mit Schreien oder auch weinen.

In dieser Phase sind vertraute Stimmen, ruhige Pflegehandlungen und Körperkontakt sehr wichtig. Sprache scheint kaum noch anzukommen, dennoch sollten die Menschen um ihn herum nicht mit ihm verstummen.

Der Umgang mit Sterbenden ohne kognitive Einschränkungen ist an sich schon schwierig. Die Begleitung von Menschen mit Demenz in ihrer letzten Lebensphase erfordert sehr viel Einfühlungsvermögen und eine gute Beobachtungsgabe. Die Phase des Abschiednehmens ist zeitlich nicht konkret eingrenzbar. Erfahrungen haben jedoch gezeigt, dass der Sterbende spürt, wann es Zeit ist von dieser Wellt zu gehen, ob mit oder ohne Demenz.

Sterbebegleitung mit dem Gefühl der Geborgenheit

Das „Schweizer Modell der drei Welten" unterteilt die Stadien der Demenz in drei Welten. Dieses Konzept, das ursprünglich von dem Schweizer Gerontopsychiater Dr. Christoph Held (Quelle:

http://www.erlenhof.ch/fileadmin/pdf/das-drei-welten-modell-nach-dr-held.pdf 13.11.2013 11:47 Uhr) formuliert wurde, beschreibt die sich verändernde Lebenswelt der Betroffenen. Er geht davon aus, dass die Erkrankung in drei Phasen verläuft, die von jeweils unterschiedlichen Wahrnehmungen und Bedürfnissen der Patienten gekennzeichnet sind.

1. Die Welt der kognitiven Erfolgslosigkeit

Die Menschen selbst spüren die zunehmenden Verluste, es gibt viele Stimmungs-schwankungen, sie erleben nur noch wenige Erfolge. Anfangs wird die äußere Fassade noch gewahrt, bis die Denkstörungen dann soweit fortgeschritten sind, dass die Fassade beginnt zu bröckeln und im weiteren Verlauf völlig zusammenbricht.

2. Die Welt der kognitiven Ziellosigkeit

Menschen in dieser Phase laufen viel, erkunden und versuchen zu begreifen, suchen nach Vertrauten und sind mehr insichgekehrt. Sie machen einen rastlosen Eindruck und scheinen ständig nach irgendetwas auf der Suche zu sein.

3. Die „Welt der kognitiven Schutzlosigkeit"

In dieser Welt sind die Menschen ihrer Außenwelt schutzlos ausgeliefert und auf einen sehr sensiblen Umgang angewiesen.

Sie reagieren sehr sensibel auf Reizüberflutung und können sich aufgrund mangelnden Mitteilungsvermögens nicht gegen unangenehme Reize wie zu lautes Sprechen, Musik oder andere Geräusche wehren.

Das Herstellen einer harmonischen Umgebung, in welcher sich der Betroffene geborgen und sicher fühlen kann, ist ein von großer Wichtigkeit.

Dies gelingt am Besten, wenn gezielt alle Sinne des Menschen mit Demenz angesprochen und dabei seine genauen Reaktionen beobachtet und ggf. dokumentiert werden. Berührungen sind in dieser Phase sehr wichtig und oft einzig mögliches Kommunikationsmittel.

Je übersichtlicher, freundlicher, harmonischer und beruhigender die Umgebung ist und je mehr das Gefühl von Geborgenheit vermittelt werden kann, umso entspannter wirken Menschen mit Demenz.

Näheres dazu habe ich in meinem Buch „Ein Bett mit Aussicht" erschienen beim Kiener Verlag beschrieben. Darin finden Sie viele kreative und recht einfache Möglichkeiten, Menschen mit schwerer Demenz in ihrer letzten Lebensphase zu begleiten. Noch etwas Gutes für den Angehörigen tun zu können, gibt ein gutes Gefühl.

Nonverbale Kommunikation ist in der Sterbebegleitung besonders wichtig

Da der Erkrankte häufig nicht mehr in der Lage ist, sich verbal mitzuteilen, sollten sie Verständigungsmöglichkeiten abseits des gesprochenen Wortes nutzen. Aber auch einfache Sätze, langsam gesprochen und wiederholend, werden meist noch lange verstanden. Auch einzelne Worte können positive Emotionen auslösen. Achten sie darauf die Kommunikation, gleich welcher Art, einfühlsam zu führen, das heißt, ruhig mit angenehmer Tonlage und freundlicher Mimik. Es ist wichtig, was ausgesendet und welche Gefühle vermittelt werden. Ob Wärme, Geborgenheit und Empathie vermittelt oder eher der Stress von außen mitgebracht wird.

Manchmal ist weniger mehr. Schweigen und dabei sanft streicheln mit freundlicher Mimik vermittelt Ruhe und das Gefühl: „Alles ist in Ordnung." **Es tut gut, nicht allein zu sein!**

Die Hand halten, in den Arm nehmen oder sanfte Berührung oder Streicheln gewinnen in der Begleitung Sterbender zunehmend an Bedeutung und zeigen dem Sterbenden, dass er nicht allein ist. Diese Signale entsprechen fast immer den Bedürfnissen und Wünschen, die Menschen mit Demenz in ihrer letzten Lebensphase haben. ABER nicht jeder Mensch mag Berührungen. Auch das Erleben der Art und des Ortes der Berührungen kann ganz unterschiedlich sein. Darum sind die Reaktionen darauf exakt zu beobachten und vor allem zu respektieren. Mit sanften Berührungen an den Armen oder Hand halten, kann man nichts falsch machen.

Sterbephasen nach Kübler-Roß

(Quelle: http://www.kilag.de/fileadmin/noch-mal-leben/m15.pdf 13.11.2013 11:45)

Es ist nicht nachgewiesen, dass Menschen mit Demenz diese Phasen durchleben wie Menschen mit klarer Bewusstheit. Dennoch kann man diese Phasen oft erkennen. Die Zuordnung ist schwieriger, aber doch erkennbar, wenn man den Menschen kennt und bereits über einen längeren Zeitraum begleitet hat.

Bei Kübler-Roß findet man die Aussage, dass Begleiter oder Angehörige diese Phasen ähnlich durchleben. Auch sie müssen sich mit dem Sterben und dem bevorstehenden Tod eines nahe stehenden Menschen auseinandersetzen. Dabei ist manchmal schwierig, dass beide Seiten sich nicht zur selben Zeit in der gleichen Phase befinden.

1. Phase: „Nicht - Wahr-haben-wollen" und Isolierung

Hier geht es um das ignorieren des Gefühls oder auch um das Ignorieren der inneren Gewissheit des bevorstehenden Todes. Es geht um Verdrängung dieser Gewissheit oder auch Verleugnung.

In dieser Phase werden mitunter noch Zukunftspläne geschmiedet. Ob Menschen mit Demenz diese Phase ebenso erleben ist nicht nachvollziehbar. Da sie sich oft viel jünger fühlen, ist die Endlichkeit des Lebens auch weniger präsent. Dennoch sollte man davon ausgehen, dass die Todesnähe auch von Menschen mit Demenz zumindest gefühlsmäßig erahnt wird. Vielleicht ist die Demenz in dieser Phase auch ein Segen. Sich nicht mehr viele Gedanken machen zu müssen, vielleicht auch entspannt zu sein, oder sich angstfrei dem was kommt zu stellen. Im Jetzt zu leben, kann diese Phase erträglicher gestalten.

Pflegende sollten auf jeden Fall auch Menschen mit Demenz in dieser Phase ernst nehmen und auf verbale und nonverbale Signale achten, die der Mensch aussendet. Manchmal muss man hören, was der andere NICHT sagt.

2. Phase: Zorn und Ärger

Die 2. Phase ist gekennzeichnet von Zorn, Groll, Wut und auch Neid auf die Menschen, die in ihren Augen weiter leben dürfen. Der Betroffene stellt sich die Frage: "Warum denn gerade ich?". Da Menschen mit Demenz sich nicht mehr mitteilen können, ist diese Phase vielleicht anhand einer auffälligen Unruhe und mit Abwehrverhalten oder gar schlagen gegen Pflegepersonen erkennbar. Dieses Verhalten erfordert viel Verständnis und Toleranz von Seiten der Pflegepersonen. Sich persönlich angegriffen zu fühlen, ist der falsche Weg. Das Verstehen der schwierigen Situation des

Sterbenden und dieses Verstehen auch zu signalisieren ist Empathie. In unserer Gesellschaft ist es oft nicht erlaubt negative Gefühle auszuleben, dabei gehören sie ebenso zu uns wie die positiven. Auch hier spielt der Erziehungsstil eine große Rolle. Aber warum sollte ein Mensch mit dem Bewusstsein des bevorstehenden Todes sich noch an Regeln oder Werte halten? Was hat er zu verlieren? Menschen mit Demenz verlieren im Laufe der Demenzerkrankung ihre durch die Erziehung antrainierten ethischen Werte. Sie sagen was sie denken, so lange das noch möglich ist, oder leben ihre momentane Verärgerung direkt aus. Aber so schnell wie die Wut kommt, ist sie auch wieder vorbei. Es bringt also nichts sie dafür zu tadeln, sondern ein kommentarloses Hinnehmen bringt sie früher aus der Verärgerung heraus.

3. Phase: Verhandeln

In dieser Phase verhandelt der Mensch mit dem Bewusstsein des bevorstehenden Todes mit Gott oder auch den Pflegepersonen. Versprechen werden gegeben, Therapien werden unterstützt oder es wird um den Zeitpunkt verhandelt. „Meinen 90. Geburtstag möchte ich noch ganz groß feiern", oder das kommende Weihnachtsfest wird geplant. Hier sollte man keine falschen Hoffnungen wecken mit Aussagen „Das wird schon wieder" oder „Wenn Sie so gut weitermachen werden Sie noch 100". Wenn einem nichts mehr dazu einfällt, kann man unrealistische Aussagen einfach unwidersprochen stehen lassen.

4. Phase: Depressive Phase

In dieser Phase trauert der Sterbende um alles, was ihm im Leben wichtig war. Es ist ein stilles Abschied nehmen und gekennzeichnet von

Traurigkeit und Schmerz. Er schaut zurück auf sein Leben und manches Versagen wird ihm deutlich. Mitunter werden Schuldgefühle wach und Versöhnung wäre hier sehr wichtig. Leider ist dies nicht immer möglich und die Erkenntnis dieser Unmöglichkeit kann sehr belastend sein. Mitunter löst dies auch Verzweiflung aus.

Auch in dieser Phase hofft der Sterbende noch auf eine positive Wende oder wenigstens auf einen schnellen, schmerzfreien Tod. Hier braucht der Sterbende das Gefühl alles geordnet zu haben. Es ist auch schön sich verabschieden zu können und seine Lieben noch einmal gesehen zu haben. Dennoch sollten die Begleiter aushalten können, wenn Konflikte unlösbar sind. Die Traurigkeit des Sterbenden sollte zugelassen werden, Aufmunterungsversuche mit falschen Versprechungen sind wenig hilfreich. Gesprächsbereitschaft zu signalisieren ist von großer Wichtigkeit. Dies setzt jedoch voraus, dass die Begleiter selbst keine Angst vor dem Sterben haben und die Tatsache des Todes nicht verdrängen.

5. Phase: Zustimmung

In dieser Phase wird vom Sterbenden sein Schicksal angenommen. Er ist ausgeglichener, erscheint des Kampfes müde und erschöpft. Er schläft viel und möchte häufig nicht gestört werden. Meist kann und will er sich nur noch mit wenigen Worten und Gesten verständigen. Er scheint interesselos und mitunter als ob er sehr weit weg ist. Angehörige haben oft das Gefühl dass der Sterbende durch sie hindurchschaut.

Das Annehmen seines Schicksals ist der Abschied von allem was ihm wichtig war. Mitunter werden Besucher zurückgewiesen oder ignoriert. Ein alter Herr sagte einmal zu seiner Familie bei einem Besuch: „Jetzt kommen die Erbschleicher"

Das ist für Angehörige nicht leicht zu ertragen, gehört jedoch zum Prozess des Loslassens. Beobachtungen über Jahre haben erkennen lassen, dass die Zeit vor dem Tod für die Sterbenden ebenso schwierig ist, wie die Phase nach dem Tod für die Trauernden denen dann der Verlust erst richtig bewusst wird. Manchmal werden Sterbende auch ungerecht. Das sollte man nicht persönlich nehmen. Der Mensch ist in einer Ausnahmesituation und sterben ist auch mit Ängsten verbunden, die ein solches Verhalten auslösen können. Schwarzer Humor ist vielleicht der richtige Begriff dafür. Mitunter hat man jedoch auch das Gefühl, dass der Sterbende noch zu trösten versucht.

„Meine Mutter hat mich einen Tag vor ihrem Tod das erste Mal in meinem Leben von sich aus umarmt und ich konnte es zulassen." - berichtete eine Angehörige.

Ein schöner Abschied.

Obwohl man das Gefühl hat, dass der Sterbende weit weg oder in seiner eigenen Welt ist, entwickelt er eine besondere Sensibilität gegenüber seiner Umgebung. Er nimmt sein Umfeld und das, was da passiert durchaus wahr. Darum sollte unbedingt auf Äußerungen und Handlungen geachtet werden. Das gilt auch für Menschen mit Demenz. Auch wenn sie möglicherweise nicht mehr verstehen was gesagt wird, verstehen sie doch, wenn über sie gesprochen wird. Da ist es völlig unangemessen am Bett zu sagen: „Ach wenn er doch sterben könnte." Oder gar „Schwester wie lange dauert es noch?".

Die Symbolsprache Sterbender

(Quelle: Verstehen, was Sterbende sagen wollen Elisabeth Kübler-Ross ISBN 978-3-426-87367-0 Knaur Verlag)

Manche Sterbende benutzen wenige Tage bis Stunden vor dem Tod mitunter eine Symbolsprache, um der Umwelt den nahenden Tod mitzuteilen. Dies trifft mitunter auch für Menschen mit Demenz zu, die gerade in der Phase des Sterbens noch sehr klare Momente haben können. Angehörige berichten oft von solch „wachen" Augenblicken. Warum es zu diesen Momenten kommt, ist aus nachvollziehbaren Gründen nicht belegbar. Es gibt die These, dass es ein Schutzmechanismus ist und damit der seelische Schmerz um das Bewusstsein des bevorstehenden Todes gelindert wird.

Sterbende sprechen mitunter vom Verreisen, planen diese auch gedanklich, sie sprechen davon den Koffer packen zu müssen. Manche

Sterbende fragen nach ihren Schuhen, obwohl sie schon längere Zeit nicht mehr gehen können oder bitten das Pflegepersonal das Zimmer aufzuräumen. Dass Sterbende vom „nach Hause oder heim gehen" sprechen, haben wir alle schon gehört.

Es ist wichtig diese Signale zu verstehen, denn nun ist der Zeitpunkt gekommen, wo der Sterbende nicht mehr allein sein sollte. Die meisten alten Menschen wünschen sich, nicht allein sterben zu müssen. Dennoch sucht sich ein mancher eben den kurzen Moment heraus um von dieser Welt zu gehen, in der die Tochter oder der Sohn für einen Augenblick das Zimmer verlässt, weil es für ihn leichter ist zu gehen, wenn keiner der Menschen anwesend ist, denen er sich emotional eng verbunden fühlt.

Auf die Symbolsprache sollte man sich einlassen können. Das als Unfug abzutun oder logisch zu widerlegen warum dies nicht möglich ist, verschließt die Tür zum Sterbenden und zeigt wenig Einfühlungsvermögen. Antworten könnten sein: „Ja, zu Hause ist es schön." Oder „Wer erwartet Sie daheim?" und was spricht dagegen die Schuhe vor das Bett zu stellen oder der Bitte das Zimmer aufzuräumen nachzukommen?

Die Begleitung Sterbender ist ein letzter Liebesdienst und sollte ein Bedürfnis und keine Pflicht sein. Seminare, die mehr Sicherheit dafür vermitteln sind hilfreich und zu empfehlen. Auch Mitarbeiter in der Pflege, die sehr oft mit dem Tod konfrontiert werden, sollten nicht allein gelassen werden in der Verarbeitung des Erlebten. Für sie ist der Tod ebenfalls keine Routine.

Trauer

Der Verlust eines nahe stehenden Menschen ist ein dramatisches Erlebnis. Der Tod ist unbegreifbar und man muss erst realisieren, dass der geliebte Mensch nicht mehr da ist. Man kann ihn nie mehr in den Arm nehmen, man kann nie mehr mit ihm sprechen, man kann ihn nie mehr sehen – wer kann das verstehen? Der Schmerz ist groß und mit dem Schmerz die Traurigkeit. Jeder Mensch geht mit Trauer anders um und niemand sollte darüber urteilen oder den Trauernden gar verurteilen, nur weil er sich in seiner Trauer scheinbar merkwürdig verhält.

Phasen des Trauerns nach Verena Kast

(Quelle: http://psychologie-news.stangl.eu/527/die-trauerphasen-nach-verena-kast vom 13.11.2013 12:16 Uhr)

1. Trauerphase: Nicht-Wahrhaben-Wollen

Es ist nicht das „Nichtbegreifen können" des Verlustes in einer Art Schockzustand. Die Reaktionen sind völlig unterschiedlich. Während manche Menschen sich wie taub und handlungsunfähig fühlen, geraten andere in einen blinden Aktionismus und beginnen möglicherweise die Wohnung um- oder gar auszuräumen. Alles was an den Verstorbenen erinnert, wird aus dem Blickfeld entfernt. Das wirkt lieblos und unverständlich, der Betroffene jedoch versucht damit, seinen unerträglichen Schmerz zu lindern. Er glaubt, durch diese Aktionen Erinnerungen auszulöschen. Dies gelingt ihm natürlich nicht, aber es ist gut ihn gewähren zu lassen und dabei liebevoll zu unterstützen. Tröstende Floskeln sollte man unterlassen, manchmal ist es besser nichts zu sagen, als irgendetwas.

Der Spruch "Die Zeit heilt alle Wunden" oder „Das Leben geht weiter" – wirkt auf den

Trauernden in dieser Phase wie Spott. Der Trauernde kann sich, in seinem großen Schmerz, nicht vorstellen dass sein Leben ohne den verlorenen Menschen weitergeht oder dass er jemals wieder Freude empfinden kann. Hier ist es gut dem Trauernden zur Seite zu stehen, ihm Nähe und Mitgefühl zu vermitteln und praktische Hilfen anzubieten. Diese Phase kann Stunden bis Tage, vereinzelt auch Wochen dauern.

2. Trauerphase: Aufbrechende Emotionen

Der Trauernde erlebt ein Chaos der Gefühle. Wut gegen Gott, die Welt und den Verstorbenen. „Warum hast Du mich allein gelassen" oder: „Du hast mich verlassen" werden anklagend herausgeschrien. Dann nagt das schlechte Gewissen: „Hätte ich nicht mehr tun können oder sollen?" Schuldgefühle nicht genug getan zu haben oder manchmal ungeduldig gewesen zu sein, kann den Trauernden sehr quälen. Der Versuch, dem Trauernden die Schuldgefühle auszureden verbessert die Situation nicht. Für ihn sind sie real. Er braucht jetzt Verständnis für seine Empfindungen und zeigen sie ihm, dass diese Gefühle „normal" sind und zur Trauerverarbeitung gehören.

In dieser Phase ist es gut, wenn der Trauernde Zuhörer hat und seine Gefühle äußern darf, ohne dass diese Äußerungen in irgendeiner Form bewertet werden.

Dem Trauernden tut es gut sich an die gemeinsame Zeit mit dem Verstorbenen zu erinnern. Zu empfehlen ist das Schreiben von Briefen an den Verstorbenen, das Führen eines Tagebuches, Rituale wie das abendliche Aufstellen einer Kerze oder das Anlegen einer Erinnerungskiste (s. Hilfen zur Trauerverarbeitung).

Ablenkung durch z. B. viel Arbeit, kann kurzfristig Linderung verschaffen, verzögert allerdings den Trauerprozess.

Diese Phase dauert (laut Kast) Wochen bis Monate.

3. Trauerphase: Suchen und Sich-Trennen

Hier geht es um festhalten und loslassen. Einerseits bestehen Ängste oder ein schlechtes Gewissen, wenn die Erinnerung an den Verstorben verblasst, zu vergessen wie er aussah, wie er sich anfühlte, wie er roch, andererseits möchte man „sein" unbeschwertes Leben zurück. Es finden innere Zwiegespräche mit dem Verstorbenen statt und mitunter wird damit eine Klärung noch offener Punkte möglich.Irgendwann wird die Entscheidung getroffen, endgültig ins Leben zurückzukehren oder aber in der Trauer zu verbleiben. In dieser Phase sollte man auch noch geduldig zuhören wenn der Trauernde von „alten Erlebnissen" mit dem Verstorbenen erzählt, auch wenn man diese schon Einhundert Mal gehört hat. Es ist gut die Gefühle ernst zu nehmen und den Trauernden mit Empathie zu begegnen. Sie brauchen Zeit zur Neuorientierung und sollten zu nichts gedrängt werden aber bei Ansätzen der Neuorientierung Unterstützung finden.Diese Phase kann Wochen, Monate oder Jahre dauern.

4. Trauerphase: Neuer Selbst- und Weltbezug

In dieser Phase kommt der Trauernde zur Ruhe. Er möchte, dass das Leben weitergeht, kehrt zur Normalität zurück und schmiedet neue Pläne.

Durch den Verlust eines nahe stehenden Menschen und die nachfolgende Trauer hat sich möglicherweise die Lebenssicht verändert.

Die Erinnerungskiste (s.u.) wird seltener geöffnet, Rituale wie das Anzünden einer Kerze werden vielleicht nur noch sonntags gelebt und man trennt sich von einigen Erinnerungsstücken, weil man diese nicht mehr braucht um den Verstorbenen festzuhalten. Der Verstorbene hat einen neuen Platz, eine neue Rolle im Herzen des Trauernden gefunden und lebt in dessen Erinnerungen weiter.

Man hat sich verloren und doch neu gefunden.

Hilfen zur Trauerverarbeitung

Briefe an den Verstorbenen

Beim Schreiben von Briefen fühlt man eine sehr intensive Nähe zum Verstorbenen. Man kann mit ihm kommunizieren, ihm mitteilen was emotional bewegt und Sorgen und Ängste loswerden. In Briefen findet man einen geduldigen Zuhörer und auch wenn man keine Antwort erwartet, ist es ein sehr tröstendes Gefühl.

Tagebuch

Nicht immer möchte man andere Menschen seine Gefühle mitteilen, vor allem wenn man glaubt, dass die Äußerung dieser Gefühle das Gegenüber belastet. Dennoch ist es gut, diese Gefühle zuzulassen und sich mit ihnen auseinanderzusetzen. Das Schreiben eines Tagebuches hilft dabei sehr vielen Menschen. Wichtig ist, nicht nur die erlebten Momente zu beschreiben, sondern sich selbst zu hinterfragen: „Wie geht es mir heute? Wie geht es mir körperlich und emotional?"

Erinnerungskiste

In die Erinnerungskiste können Gegenstände gelegt werden, die an gemeinsamen Erinnerungen anknüpfen, wie alte Briefe, ein Stein aus dem gemeinsamen Urlaub, Fotos, die Brille oder andere persönliche Gegenstände des Verstorbenen.

Das Öffnen dieser Erinnerungskiste und das Befühlen der Gegenstände, lesen der Briefe gibt das Gefühl dem Verstorben sehr nahe zu sein. Es sind als wertvoll empfundene gemeinsame Momente.

Trauercafé

In vielen Orten gibt es das Angebot „Trauercafe`". Dort treffen sich Menschen mit Verlusterfahrungen in einem geschützten Raum, in welchem Gefühle und sehr persönliche Erfahrungen ausgetauscht werden können. Erinnern und Erzählen hilft, den Verlust zu verarbeiten. Man macht sich dadurch klar, was der verstorbene Mensch für sich persönlich bedeutet hat und was man mit ihm verloren hat. Dabei wird oft deutlich, welche Erinnerungen man sich bewahren möchte. Im Trauercafe` findet man geduldige Zuhörer und Menschen, von denen man sich verstanden fühlt. Es ist der erste Schritt, sich nicht in der Trauer zu verlieren und ins Leben zurückzufinden.

Alt sein, wie wird es werden?

Ich, *die Autorin,* denke über mein Alter und mein Altern nach und frage mich wie es werden wird.

Wie werde ich mit dem Nachlassen meiner Kräfte umgehen?

Wie werde ich reagieren wenn es immer stiller um mich herum wird, weil mein Gehör versagt?

Wie werde ich meinen Tag bewältigen, wenn meine Augen zunehmend trüber werden?

Wie wird es werden?

Wie werden meine Kinder mit mir umgehen, wenn mein Denken verlangsamt ist und ich meinen Alltag nicht mehr geregelt bekomme? Kann ich von ihnen Geduld mit mir erwarten, wo mir diese mit ihnen oft fehlte? Kann ich Verständnis von ihnen erwarten, wo mir dieses in manchen Situationen mit ihnen nicht möglich war?

Wie wird es werden?

Werde ich, wie manche Menschen, unzufrieden und verbittert?

Werde ich ungerecht, weil ich die jungen Menschen um ihre Jugend beneide?

Wie wird es werden wenn ich 80 bin? Wenn die Knochen schmerzen, das Gehen schwerer fällt und der Kopf mir Streiche spielt?

Wie wird es werden?

Werde ich mit meinen Kindern streiten und auf meine Wahrheit beharren?

Werde ich fordernd und egoistisch sein?

Werde ich versuchen sie an mich zu binden und ihnen ein schlechtes Gewissen einzuimpfen?

Wie wird es werden?

Werden meine Kinder mit mir schimpfen, wenn meine Hände zittern und ich mich beim Essen bekleckere? Werden meine Kinder mir jeden Tag heimzahlen, an dem sie sich allein gelassen fühlten?

Werden sie mir sagen was sie alles für mich tun mit dem versteckten Vorwurf „Wo warst Du, als wir Dich brauchten?"

Werden sie mich bevormunden und Entscheidungen für und ohne mich treffen?

Werden sie nur das Beste für mich wollen, ohne darüber nachzudenken, ob ich das auch will?

Wie wird es werden?

Ich hoffe, dass meine Kinder sich dann auch an die schönen gemeinsamen Zeiten erinnern, an die Zeiten in denen ich ihnen geduldig zuhörte, für sie da war, an die Zeiten in denen ich sie tröstete und im Arm hielt.

Ich hoffe, dass sie sich an die Nächte erinnern, in denen ich bei Krankheit an ihren Bettchen wachte und daran, dass sie Fehler machen durften, um daraus zu lernen.

Ich hoffe, sie erinnern sich daran, dass ich ihnen Werte vermittelt habe, die sie für ihr ganzes Leben brauchen und daran, dass sie sind, was sie sind – auch durch mich.

Vor allem aber hoffe ich, dass sie wissen, wie sehr ich sie liebe!

Für Alexandra, Dennis und Oliver

Nachwort

Ich hatte einen Traum...

Ich sah mich im Traum in einem Garten unter einem Apfelbaum an einem Tisch sitzen und schrieb. Neben mir lagen zwei Hunde in der Sonne. Als ich in die Ferne blickte, sah ich Wiesen, Weiden und Wald. Ich wusste nicht wo ich war, aber ich fühlte mich sehr wohl. Ich drehte mich um und sah ein altes Bauernhaus mit einem Wintergarten.

Seit diesem Traum lies mich das Haus mit dem Wintergarten und dem Garten mit Apfelbäumen am Wald nicht los.

Ich lebte, mit meinem Mann in einem hübschen Häuschen mit einem kleinen überschaubaren Garten in Rheinhessen und wir fühlten uns dort sehr wohl. Es war unsere „Insel", bis der Vermieter uns wegen Eigenbedarf kündigte.

Alles Ende bedeutet auch einen Neuanfang, so trösteten wir uns und begannen uns auf die Suche nach einem neuen zu Hause.

Wir fanden viele hübsche Häuschen, aber ich hatte bei jedem das Gefühl: „Das ist es nicht!". Mein Mann fragte irgendwann, ob ich nach Gödenroth in den Hunsrück ziehen möchte. Aber ich wollte nicht so weit weg von meiner Arbeit ziehen. Am nachfolgenden Tag, beim Mittagessen, sagte er scherzend: „Nach Gödenroth wolltest Du ja nicht!". Ich fragte scherzhaft nach ob es ein Bauernhaus mit einem Garten mit Apfelbäumen wäre und mein Mann antwortete mit „Ja.". Ich fragte weiter ob hinter dem Haus Feld, Wiese und Wald ist und auch diese Frage wurde mit „Ja" beantwortet. Dann kam meine Frage nach dem Wintergarten und als auch diese Frage bejaht wurde, wusste ich, dass dies unser neues zu Hause ist. Die Besichtigung holte mich von meinen Visionen zurück. Im Haus war viel zu renovieren, der

Garten ungepflegt und zugestellt mit Trödel, ebenso die angrenzende ehemalige Schreinerei, der Dachboden und das ehemalige Holzlager im Hof. Ich sah Verzweiflung in den Augen meines Mannes und die stumme Frage, wer das alles in Ordnung bringen soll. Es wäre Wahnsinn dieses riesige Objekt anzumieten, vor allem in unserem Alter.

Wir fuhren aus dem Ort als vor uns ein riesiger Regenbogen erschien. Mein Mann und ich schauten uns an und uns war klar dass wir wer das Wagnis eingehen werden. Für uns ist ein Regenbogen Sinnbild der Hoffnung und Trost in schwierigen Entscheidungen.

Jeder aus unserer Familie warnte und fragte uns, wieso wir uns dies, antun?

Wieso tut man sich so etwas an? Es war die Erfüllung eines Traumes. Ich träumte schon lange von einem eigenen Schulungszentrum. Wenn man keine Träume mehr hat, lohnt es sich dann noch zu leben? Träume werden wahr, wenn man fest an sie glaubt! Viel Arbeit und wenig Geld folgten unserem Entschluss und manchmal waren wir sehr verzweifelt. Wir wurden von unseren Nachbarn unglaublich freundlich angenommen und sie standen uns jederzeit mit Rat und Tat zur Seite. Ihnen hiermit ein herzliches Dankeschön, vor allem unseren lieben Freunden Elke und Thomas Merg!

Es entstand die „Demenzwerkstatt Alte Schreinerei". Hier finden Angehörige von Menschen mit Demenz eine kleine Insel. Sie erhalten praktische Hilfen und psychologische als auch fachliche Beratung. Auch Seminare finden dort statt und somit ging der Traum vom eigenen Schulungszentrum in Erfüllung.

Ein Traum wurde wahr.... manchmal gehört eine große Portion Mut dazu, seinen Traum zu leben!

Inzwischen wissen wir nicht, wie lange wir unseren Traum noch leben können. Nicht alles lief wie erhofft. Selbst wenn dieser Traum scheitert, haben wir es zumindest versucht. Nie müssen wir uns fragen was gewesen wäre, wenn wir uns auf diesen Traum eingelassen hätten. Nie hätten wir das Gefühl eine Gelegenheit verpasst zu haben und nie werden wir auch nur einen Tag bereuen. Und vielleicht schreibe ich irgendwann über dieses Abenteuer.

Mehr dazu über: Homepage:

www.demenzwerkstatt.com